Reddemann · Dehner-Rau

Trauma verstehen · bearbeiten · überwinden

Prof. Dr. med. Luise Reddemann ist Psychoanalytikerin und Fachärztin für Psychotherapeutische Medizin. Bis Ende 2003 leitete sie die Klinik für Psychotherapeutische und Psychosomatische Medizin des Evangelischen Krankenhauses Bielefeld. Dort entwickelte sie ihr erfolgreiches Behandlungsangebot für Menschen mit Traumafolgeerkrankungen, das sie in zahlreichen Veröffentlichungen der Fachwelt wie auch Betroffenen vorgestellt hat. Wegen ihres Engagements für traumatisierte Frauen erhielt sie mehrere Auszeichnungen. Prof. Reddemann gilt als eine der Pionierinnen der Traumatherapie in Deutschland. Sie ist Honorarprofessorin für Psychotraumatologie und Medizinische Psychologie an der Universität Klagenfurt.
www.luise-reddemann.de

Dr. med. Cornelia Dehner-Rau ist Fachärztin für Psychosomatische Medizin und Psychotherapie sowie Sozialmedizinerin. Nach ihrem Medizinstudium in Würzburg arbeitete sie mehrere Jahre an einer Klinik für Psychosomatik und Verhaltensmedizin. Mehr als 15 Jahre behandelte sie an der Klinik für Psychotherapeutische und Psychosomatische Medizin des Evangelischen Krankenhauses Bielefeld insbesondere Menschen mit Traumafolgeerkrankungen. Sie publizierte Bücher zu Angststörungen, Suchterkrankungen und zum besseren Verständnis von Gefühlen.

Prof. Dr. med. Luise Reddemann
Dr. med. Cornelia Dehner-Rau

Trauma verstehen · bearbeiten · überwinden

Ein Übungsbuch für Körper und Seele

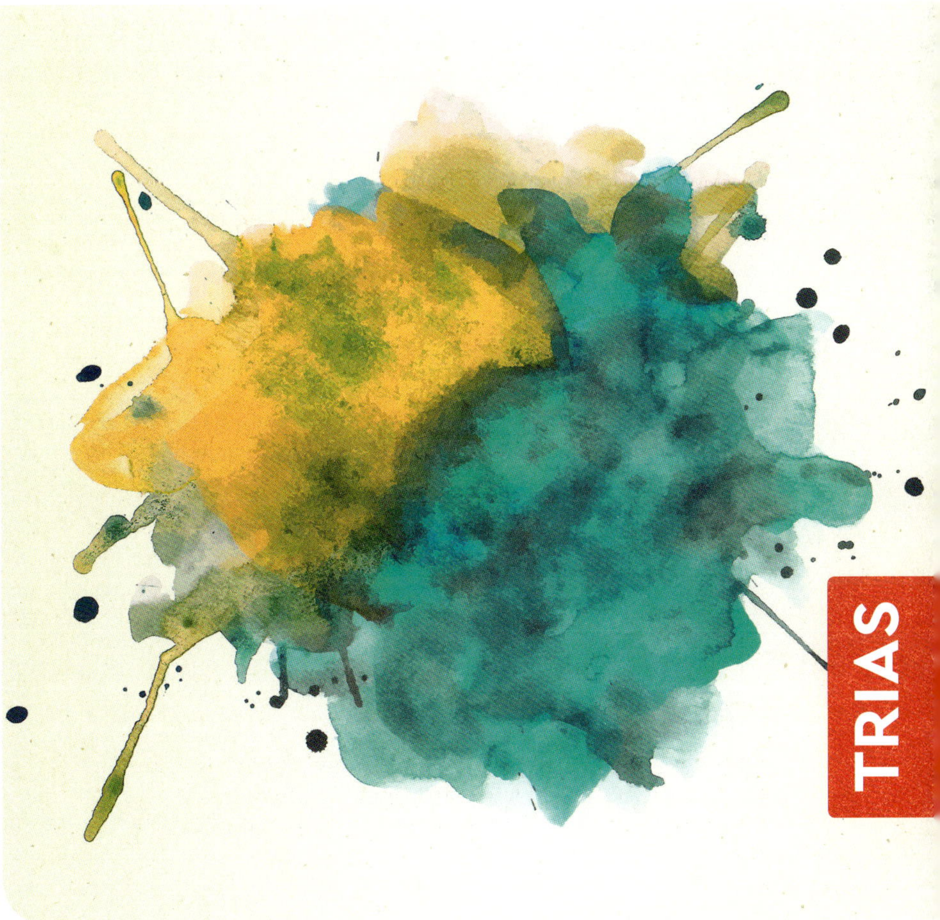

TRIAS

Exkurse

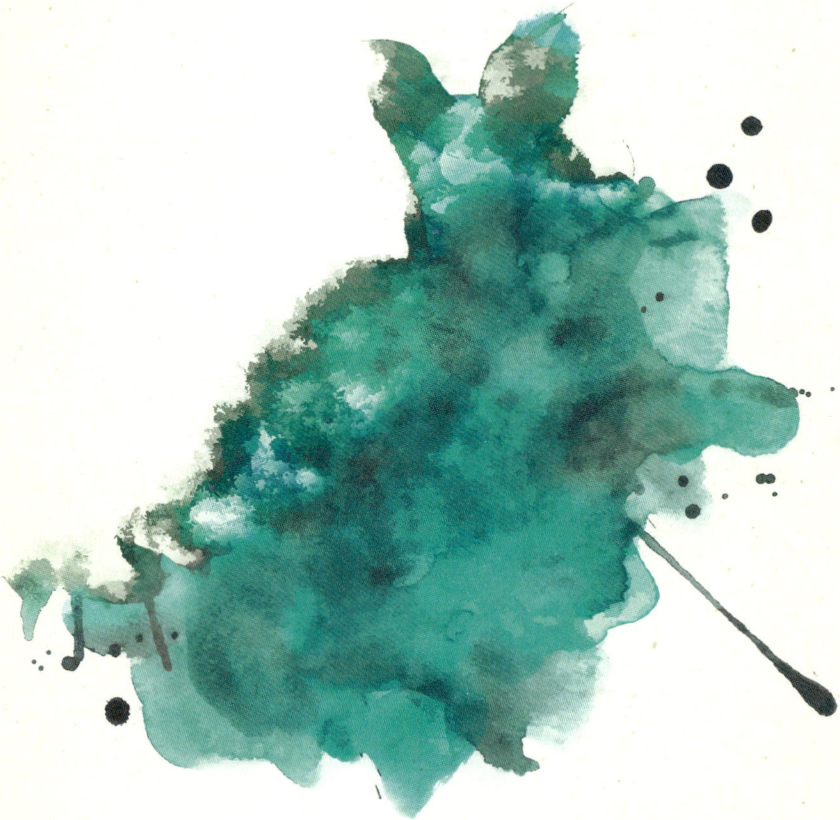

Einleitung

Mit diesem Buch richten wir uns an Menschen, die wissen oder vermuten, dass sie ein Trauma erlitten haben. Es soll helfen, sich über Trauma, Traumafolgen und die Möglichkeiten, mit Traumata fertig zu werden, zu informieren. Des Weiteren geben wir Informationen zur posttraumatischen Belastungsstörung, zur komplexen posttraumatischen Belastungsstörung und den Krankheitsbildern, die häufig damit auftreten.

Wir möchten auch Angehörigen und Freunden von Menschen mit Traumafolgestörungen Informationen und Hilfe zur Verfügung stellen. Wir wissen, dass etwa ein Drittel der Menschen, die traumatische Erfahrungen machen, damit im Lauf der Zeit fertig werden, ohne krank zu werden. Dies halten wir für wichtig und bedenkenswert. Von diesen Menschen kann man nämlich lernen. Wir möchten Sie anregen, sich Ihre eigenen Selbstheilungskräfte bewusster zu machen und zu prüfen, inwieweit diese – falls nötig neben einer Therapie – genutzt werden können.

Traumatische Erfahrungen zeichnen sich ganz besonders dadurch aus, dass man sich hilflos und ohnmächtig fühlt. Daher möchten wir Sie ermutigen, sich im Fall einer Therapie einen Behandler zu suchen, der Sie partnerschaftlich behandelt. Eine gute Therapie erkennt man daran, dass man Ihnen hilft, Ihre Probleme zu bewältigen. Traumatische Erfahrungen fordern uns heraus, alles einzusetzen, was wir zur Verfügung haben, um zu heilen. Wir werden Ihnen daher verschiedenste Möglichkeiten der Selbsthilfe und der Therapie aufzeigen. Wir raten sehr dazu, sich Zeit zu lassen, das herauszufinden, was wirklich zu einem passt.

Prof. Dr. med. Luise Reddemann
Dr. med. Cornelia Dehner-Rau

WAS BEDEUTET TRAUMATISIERUNG

Verschiedene Ereignisse können Traumata auslösen; bezeichnend sind extreme Angst- und Ohnmachtsgefühle.

Was sind traumatische Erfahrungen?

Traumatische Erfahrungen zeichnen sich dadurch aus, dass sie unsere Verarbeitungsfähigkeit weit übersteigen. Wir wollen der Situation entfliehen oder kämpfen und uns in Sicherheit bringen.

Wir sind in der Klemme, weil wir uns nur noch ohnmächtig und hilflos fühlen. Und das ist schwer auszuhalten. Ohnmacht, Todesangst und Hilflosigkeit sind vermutlich die unangenehmsten Erfahrungen, die wir in unserem Leben zu erleiden haben. Dennoch erleiden Menschen wie auch Säugetiere solche Erfahrungen und haben einige Mechanismen entwickelt, damit irgendwie doch fertig zu werden. Wie? Das werden wir weiter unten besprechen.

Stellen Sie sich vor, Sie machen gut gelaunt an einem schönen Sonnentag im Mai eine kleine Spazierfahrt auf einer selten befahrenen Landstraße im Gebirge. Sie freuen sich über das schöne Wetter und den Bergfrühling. Sie fahren langsam und vorsichtig, denn die Straße ist eng. Rechts von Ihnen steigt der Berg auf, links geht es in die Tiefe.

Plötzlich rast ein Auto auf Sie zu. Sie können nicht ausweichen. Der Fahrer des anderen Fahrzeugs bremst gar nicht. Sie denken: »Oh mein Gott, das ist das Ende«. Dann kracht es ...

Sie kommen wieder zu sich und bemerken, dass Sie im Wagen eingeklemmt sind. Irgendwie schaffen Sie es, sich aus dem Auto zu befreien. Was Sie sehen, lässt Ihnen das Blut in den Adern gefrieren ... (Wir beschreiben das absichtlich nicht genauer.) Irgendwie schaffen Sie es, ins nächste Dorf zu kommen und Hilfe zu holen.

Erst als sich dort jemand um Sie kümmert, bemerken Sie, dass Sie zittern und Sie sich setzen müssen, weil Ihre Knie weich sind. Jemand bringt Ihnen warmen Tee und gibt Ihnen eine Decke. Als Sie diese Zuwendung erfahren, kommen Ihnen die Tränen. Jetzt erst bemerken Sie, dass in Ihnen Todesangst ist, Panik, Entsetzen, Ohnmacht und Hilflosigkeit.

Sie haben soeben eine traumatische Erfahrung erlitten. In jedem Fall sind solche Erfahrungen sehr einschneidend und man steckt sie nicht einfach weg. Die Verarbeitung braucht Zeit und setzt voraus, dass die äußere Gefahr vorüber ist.

Welche Traumata gibt es?

Traumata, die Menschen anderen Menschen zufügen, bezeichnet man auch als »Man-made-Traumata«; leider kommen diese häufiger vor als die zweite Kategorie, die uns als Naturkatastrophen oder schwere Schicksalsschläge, wie z. B. schwere Erkrankungen, begegnen. Als dritte Kategorie gibt es kollektive Traumatisierungen, die wir uns als Menschen gegenseitig zufügen, die aber in einem größeren, also nicht individuellen Kontext geschehen, die allen widerfahren, wie z. B. Kriege.

- »Man-made-Traumata« der ersten Kategorie wirken sich am schlimmsten aus. Es ist schrecklich, wenn andere, denen wir vertrauen, uns schaden, uns verraten und verletzen.
- Wenn uns die Natur verletzt, z. B. durch ein Erdbeben, ist das natürlich auch entsetzlich, dennoch können wir innerlich damit leichter fertig werden, weil wir doch wissen, dass solche Dinge geschehen können, und weil wir uns nicht persönlich verraten und geschädigt fühlen, selbst wenn uns das Ereignis Schaden zufügt.
- Wenn wir kollektive traumatische Erfahrungen machen, wie z. B. einen Krieg erleben, können wir uns zumindest damit »trösten«, dass alle das gleiche Schicksal trifft. Das hilft vielen Menschen, mit Schrecklichem besser fertig zu werden.

Verkehrsunfälle, Feuer u. Ä. werden meist eher wie eine Naturkatastrophe erlebt und weniger als etwas, das uns von einem anderen Menschen angetan wird. Aber hier gibt es Übergänge.

Diese Einteilung ist nur grob, und es gibt immer wieder Situationen, die sich nicht eindeutig einer der drei Kategorien zuordnen lassen. Stellen Sie sich z. B. ein kleines Kind vor, das im Krieg seine Eltern verliert. Oder Menschen, die infolge des Krieges vergewaltigt werden.

» *Traumatische Erfahrungen übersteigen das Erträgliche.*
Wir fühlen uns ohnmächtig und hilflos.
Danach ist nichts mehr, wie es vorher war.
Wir haben Angst, sind panisch oder fühlen uns leer – wie abgetötet. «

Unsere Wertesysteme können uns die Verarbeitung von Traumatisierungen erleichtern oder erschweren. Wenn wir z. B. sagen können, »das war Gottes Wille« oder »ich habe für eine gerechte Sache gekämpft«, hilft uns das durchzuhalten und leichter zu genesen.

Unsere Wertesysteme spielen eine Rolle

Auch unser kultureller Hintergrund ist wichtig. Wenn wir z. B. gedemütigt werden, berührt das unsere Wertesysteme, und die sind unterschiedlich. So würde es in Deutschland einen Mann vermutlich weniger demütigen, von einer Frau gezwungen zu werden, sich vor ihr zu entkleiden, als das bei einem arabischen Mann der Fall ist. (Im Zusammenhang mit der Folter irakischer Gefangener durch US-Soldaten konnte man im Fernsehen sehen, dass dieses Entkleiden als Demütigung eingesetzt wurde und dementsprechend bei den betroffenen Volksgruppen einen Impuls nach Blutrache auslöste.)

Der soziale Kontext ist wichtig

Traumata, die Menschen anderen Menschen zufügen, geschehen darüber hinaus in einem sozialen Kontext. In der Familie und in der Gesellschaft. Dieser Kontext trägt ebenfalls dazu bei, ob wir Traumata schwerer oder leichter verschmerzen können. Stellen Sie sich vor, Sie leben in einem totalitären Staat, in dem Sie andauernd damit rechnen müssen, verschleppt und gefoltert zu werden. Oder ein Kind lebt in einer Familie, in der es zur Tagesordnung gehört, dass Misshandlungen, Vernachlässigung und sexuelle Gewalt geschehen.

In beiden Fällen wäre der Mensch, dem solches widerfährt, in Dauerspannung, Angst und Panik. Dies würde seine Abwehrkräfte möglicherweise noch zusätzlich schwächen, in manchen Fällen allerdings auch gerade die Widerstandskräfte besonders fördern, z. B. bei Menschen, die sehr entschlossen gegen ein Unrechtsregime kämpfen.

Welche Ereignisse können traumatisieren?

Wichtig ist, dass wir uns klar machen, dass ein traumatisches Ereignis mit Hilflosigkeit und Ohnmachtsgefühlen extremer Art einhergeht. Gleichzeitig kann es zu Gefühlsüberflutung, Panik und Todesangst führen. Wir beginnen mit der Kindheit, denn für Kinder sind traumatische Erfahrungen am schlimmsten, sie verfügen ja noch nicht über so viele Möglichkeiten des Schutzes und der Verarbeitung wie Erwachsene.

Alle Fachleute sind sich heute einig, dass Vernachlässigung, sexualisierte Gewalt und emotionale wie körperliche Gewalt traumatisch sind. Ebenso schwere Erkrankungen des Kindes, aber auch kranke, insbesondere seelisch kranke Eltern (Seite 22). Peter Levine hat darauf hingewiesen, dass Kinder durch Erfahrungen traumatisiert werden können, die Erwachsene nicht für traumatisch halten. Ein Angriff eines Tieres (z. B. eines Hundes), körperliche Verletzungen durch Unfälle und Stürze (z. B. vom Fahrrad oder einer Treppe), hohes Fieber oder auch Erfahrungen von extremen Temperaturen können extreme Ängste auslösen, insbesondere, wenn das Kind dabei alleine ist. Traumatisch auswirken können sich auch plötzliche Verluste (z. B. der Tod des geliebten Haustieres), beinahe Ertrinken oder das Verlorengehen in Kaufhäusern. Die genannten Situationen können traumatische Auswirkungen haben, müssen es aber nicht. Es kommt auch immer darauf an, wie stabil das Kind in der Situation und insgesamt ist.

Medizinische und zahnmedizinische Eingriffe sind auch ein wichtiges Feld. So können z. B. Krankenhausaufenthalte mit Gefühlen von Verlassenheit und Ausgeliefertsein bis hin zu Todesängsten verbunden sein. Früher war es üblich, Eltern außerhalb vorgegebener Besuchszeiten nicht zu ihren Kindern zu lassen; manchmal wurden Kinder auch fixiert.

Medizinisch notwendige Eingriffe können als Trauma erlebt und entsprechend fehlverarbeitet werden. Schwere körperliche Erkrankungen können sich ebenfalls traumatisch auswirken. All diese möglichen Erfahrungen können Sie in Betracht ziehen, wenn Sie sich fragen: »Bin ich traumatisiert?«

Wie werden traumatische Ereignisse definiert?

Trauma heißt Verletzung. Diese kann sowohl körperlich als auch seelisch sein. Definitionsgemäß erfüllt ein traumatisches Ereignis folgende Kriterien: Die Person war selbst Opfer oder Zeuge eines Ereignisses, bei dem das eigene Leben oder das Leben anderer Personen bedroht war oder eine ernste Verletzung zur Folge hatte. Die Reaktion des Betroffenen beinhaltete Gefühle von intensiver Angst, Hilflosigkeit oder Entsetzen.

Insbesondere spielen sexuelle und andere Gewalt eine große Rolle. Es wäre aber falsch, nur an Gewalt und sexuelle Gewalt zu denken, wenn man bei sich beobachtet, dass man Zeichen einer Traumafolgestörung (Seite 36) aufweist. Es könnte auch die Mandeloperation mit vier Jahren gewesen sein, bei der fünf Erwachsene das Kind festgehalten und ihm eine Spritze verpasst haben. Manchmal haben auch »kleine Traumata« große Auswirkungen. So können wiederholte Demütigungen (z. B. Hänseleien oder Mobbing im Kindergarten oder in der Schule) die Entwicklung eines gesunden Selbstwertgefühls verhindern, wenn nicht gleichzeitig unterstützende Faktoren vorhanden sind.

Wie gehen wir mit einem Trauma um?

Für den Umgang mit traumatischen Erfahrungen und deren Auswirkungen spielen folgende Faktoren eine wesentliche Rolle:

- Ein einmaliges traumatisches Ereignis im Erwachsenenalter kann in der Regel besser verarbeitet werden als wiederholte und über Jahre andauernde Traumata im Kindesalter.
- Ein durch äußere Faktoren (z.B. Naturkatastrophen, Unfälle) ausgelöstes Trauma kann normalerweise besser verkraftet werden als ein durch Menschen verursachtes traumatisches Ereignis.
- Je enger die Beziehung zur verursachenden Person ist, desto schwerer sind im Allgemeinen die Folgen.
- Je mehr unterstützende Faktoren vorhanden sind, desto besser gelingt der Umgang mit schweren Belastungen. Unterstützend wirken können vertrauenswürdige, verlässliche Menschen, aber auch persönliche Fähigkeiten (z.B. sich Hilfe holen können, sich besser schützen können).

Im Erwachsenenleben gibt es viele Ereignisse, die uns herausfordern. Jede länger anhaltende psychosoziale Belastung, z.B. Arbeitslosigkeit oder Mobbing, erfordert auf der anderen Seite sichere Bindungen und Unterstützung, ansonsten können sie traumatische Folgen haben.

Es gibt also eine Vielzahl von traumatischen Ereignissen. Einige werden Sie kennen, bei einigen werden Sie sich vielleicht wundern, dass diese Ereignisse als Traumata angesehen werden. So wissen z.B. auch manche Fachleute nicht, dass Vernachlässigung im Kindesalter eine schwere Traumatisierung darstellt.

Wir unterscheiden heute den Faktor, der durch das Ereignis gegeben ist und den subjektiven Faktor, der sich aus den Widerstandskräften des Individuums ergibt, dem das Trauma widerfährt.

Entscheidend ist also, auf welchen Boden traumatische Erfahrungen fallen, welche Vorerfahrungen Betroffene gemacht haben. Wer bereits Vertrauen und Sicherheit erfahren hat, weiß, dass es so etwas wie soziale Unterstützung gibt. Das hält die Hoffnung aufrecht, dass es besser oder gut werden kann.

Auflistung der möglichen Traumata

- Naturkatastrophen jeder Art
- Krieg
- Vertreibung
- Folter
- Traumata durch medizinische (notwendige) Eingriffe
- traumatisches Geburtserleben
- Unfälle im Verkehr, am Arbeitsplatz oder an anderen Orten, z. B. beim Bergsteigen
- Der Verlust einer nahen Bezugsperson, insbesondere im Kindesalter oder unerwartet. Vor allem der Verlust der Eltern im Kindesalter oder für Eltern der Verlust eines Kindes.
- Vernachlässigung in der Kindheit – körperlich, psychisch und emotional
- Gewalt
- sexualisierte Gewalt
- das Miterleben von Gewalt und sexualisierter Gewalt als Zeuge
- Das Miterleben anderer traumatischer Ereignisse als Zeuge, z. B. als naher Angehöriger miterleben, wie jemandem Gewalt angetan wird oder auch, ein krebskrankes Kind haben.
- Die Konfrontation mit Traumafolgen als Helfer (z. B. Polizisten, Feuerwehrleute, Ärzte) wird auch als sekundäre Traumatisierung bezeichnet.
- Das Zusammenleben als Kind mit traumatisierten Eltern (Holocaustopfer, Kriegsopfer, Opfer sexueller Gewalt). Hier wird ebenfalls von sekundärer Traumatisierung gesprochen oder auch vom »Second-Generation-Phänomenen«.

Die Rolle unserer Bindungsmuster

Wie wir auf ein traumatisches Ereignis reagieren, hängt auch davon ab, welche Bindung wir als Kind zu unseren nahen Bezugspersonen – also meist unseren Eltern – hatten.

Es ist nachgewiesen, dass traumatische Erfahrungen und sogenannte Bindungsstörungen sich wechselseitig beeinflussen, das heißt, traumatische Erfahrungen können zu Bindungsstörungen führen, andererseits sind bindungsgestörte Kinder/Erwachsene auch verletzlicher. Diesen Zusammenhang wollen wir im Folgenden näher beleuchten.

Die besondere Bindung an die Eltern

Karl Heinz Brisch führt in seinem Buch »Bindungsstörungen« viele seelische Störungen von Kindern und Erwachsenen auf einen Mangel an Sicherheit, Schutz und Geborgenheit in den ersten Lebensjahren zurück. Dabei bezieht er sich auf die sogenannte »Bindungstheorie«, die der englische Psychoanalytiker John Bowlby in den 1950er-Jahren entwickelte. Diese besagt, dass der Mensch, wie auch viele andere Lebewesen, ein biologisch angelegtes »Bindungssystem« besitzt. Sobald eine Gefahr auftaucht, wird es aktiviert. Ein kleines Kind wendet sich in einer solchen Situation an die ihm vertraute Person (z. B. an seine Mutter oder seinen Vater), zu der es eine ganz besondere »Bindung« aufbaut. Die Art der Gefühle, Erwartungen und Verhaltensweisen in dieser Bindungsbeziehung hängt von den Erfahrungen mit den wichtigsten Bezugspersonen ab. Vertrauen kann sich entwickeln, wenn die Bedürfnisse befriedigt werden.

Wir brauchen Schutz und Geborgenheit

Das sogenannte Bindungsmuster, das sich bereits während des ersten Lebensjahres ausprägt, bleibt in seinen Grundstrukturen relativ konstant. Für das unselbstständige menschliche Neugeborene und Kleinkind ist die Bindung an die Person, die Schutz und Fürsorge gewährt, von lebenserhaltender Bedeutung. Das Bedürfnis nach Sicherheit und Geborgenheit durch eine zuverlässige Bindungsperson, die in Gefahrensituationen Schutz und Hilfe gewährt, bleibt lebenslang bestehen. Auch bei Erwachsenen wird in einer bedrohlichen Situation das in der frühen Kindheit ausgeprägte Bindungssystem aktiviert und löst schutzsuchendes Bindungsverhalten aus. Schwierig wird es, wenn das Bedürfnis nach Sicherheit und Schutz nicht befriedigt wird und die Angst bleibt.

Frühgeborene erhielten oft nicht genug Liebe

Trennungs- und Verlusterlebnisse spielen bei der Entstehung vieler Erkrankungen eine wesentliche Rolle. Durch den medizinischen Fortschritt überleben heute auch extrem kleine Frühgeborene. Eltern von Frühgeborenen sind auf den frühen Verlust der Schwangerschaft oft nicht vorbereitet und können Schwierigkeiten haben, zu den sehr kleinen Frühgeborenen eine emotionale Bindung aufzubauen. Der Beginn des neuen Lebens verläuft somit anders als erwartet, das Frühgeborene muss oft wochenlang im Krankenhaus gepflegt werden. Man weiß heute, wie wichtig Körperkontakt und Ansprache auch für ganz kleine Frühgeborene sind und versucht entsprechend, die Eltern miteinzubeziehen. Dabei ist es wichtig, dass sich die Eltern mit ihren Ängsten nicht alleingelassen fühlen und sich bei Bedarf auch Unterstützung holen.

Wie kann ich meinem Baby Sicherheit geben?

Ein Säugling sucht besonders die Nähe zu seiner engsten Bezugsperson, wenn er Angst erlebt. Wenn sich Ihr Baby von Ihnen getrennt fühlt, unbekannte Situationen oder die Anwesenheit fremder Menschen als bedrohlich erlebt oder wenn es Schmerzen hat, erhofft es sich von Ihrer Nähe Sicherheit, Schutz und Geborgenheit. Es sucht Ihre Nähe durch Blickkontakt oder körperlichen Kontakt. Ihr Kind gibt dabei ganz aktiv Signale. »Feinfühliges Verhalten« besteht darin, die Signale des Kindes (z. B. Weinen) wahrzunehmen, richtig einzuordnen und seine Bedürfnisse angemessen und sofort zu befriedigen. Sucht Ihr Kind Nähe und Körperkontakt? Hat es Hunger oder Durst? Friert es oder ist ihm zu warm? Hat es Schmerzen? Erkennen und befriedigen Sie »feinfühlig« seine Bedürfnisse, kann der Säugling eine sichere Bindung entwickeln. Diese Feinfühligkeit setzt bei den Bezugspersonen Einfühlungsvermögen voraus.

Studien zur emotionalen Stabilität und Belastbarkeit von Kindern kommen eindeutig zu dem Ergebnis, dass das Vorhandensein zumindest einer verlässlichen Bezugsperson einen Schutzfaktor darstellt. Ist dieser Schutzfaktor vorhanden, kann das Kind trotz Belastung seelisch relativ gesund bleiben.

Wann entwickelt sich eine unsichereBind ung?

Wird auf die Bedürfnisse gar nicht, nicht genügend oder unberechenbar (z. B. Wechsel zwischen Verwöhnung und Vernachlässigung) eingegangen, entwickelt sich häufiger eine unsichere Bindung.

Ist die wichtigste Bezugsperson bei drohender Gefahr nicht anwesend oder wird das Kind von ihr getrennt, reagiert es mit Weinen oder Wut und sucht aktiv nach seiner Bezugsperson. Dabei entwickelt der Säugling im ersten Lebensjahr eine bestimmte Rangfolge verschiedener Bezugspersonen. Je größer der Schmerz oder die Angst (z. B. bei einer Verletzung oder Erkrankung), desto intensiver wird das Kind die wichtigste Bezugsperson einfordern und sich nicht durch weniger wichtige Bezugspersonen trösten lassen. Bleibt der Trost aus, bestehen Schmerz oder Angst weiter.

Wie erkennt man das Bindungsmuster?

Wenn Ihr Kind emotionale Sicherheit erlebt, kann es seiner Neugier nachgeben und sich mehr oder weniger weit von Ihnen entfernen, ohne emotional in Stress zu geraten. Die Selbststeuerung in Bezug auf Nähe und Distanz wird von einer feinfühligen Bezugsperson akzeptiert. Wenn die Bezugsperson das Kind übermäßig bindet, stellt sie zwar eine nahe Bindung her, gleichzeitig gewährt sie aber keinen ausreichenden Spielraum für dessen Bedürfnisse nach Exploration und frustriert auf diese Weise das Kind.

- Sicher gebundene Kinder zeigen deutliches Bindungsverhalten bei Trennung von der Bezugsperson. Sie rufen nach ihr, folgen ihr nach und suchen sie auch längere Zeit. Schließlich weinen sie und sind deutlich gestresst. Auf die Wiederkehr der Bezugsperson reagieren sie mit Freude, suchen Körperkontakt, wollen getröstet werden, können sich aber nach kurzer Zeit wieder beruhigen.
- Unsicher-vermeidend gebundene Kinder reagieren auf Trennung mit wenig Protest und zeigen kein deutliches Bindungsverhalten. Auf die Rückkehr der Bezugsperson reagieren sie eher mit Ablehnung und wollen nicht auf den Arm genommen und getröstet werden. In der Regel kommt es auch zu keinem intensiven Körperkontakt.

- Unsicher-ambivalent gebundene Kinder zeigen nach Trennungen den größten Stress und weinen heftig. Nach der Rückkehr der Bezugsperson können sie von dieser kaum beruhigt werden. Wenn sie von ihrer Bezugsperson auf den Arm genommen werden, drücken sie einerseits den Wunsch nach Körperkontakt und Nähe aus, andererseits verhalten sie sich aggressiv (Strampeln mit den Beinen, Schlagen oder Sich-abwenden).
- Kinder mit desorganisiertem Verhaltensmuster lassen sich keiner der oben genannten Kategorien zuordnen. Sie wirken in ihrem Verhalten unsicher und desorientiert. Sie laufen z.B. zur Bezugsperson hin, bleiben auf der Hälfte des Weges stehen, drehen sich um, laufen wieder weg und vergrößern den Abstand. Ihre Bewegungen können mitten im Bewegungsablauf erstarren und scheinbar »einfrieren«. Außerdem beobachtet man stereotype Verhaltens- und Bewegungsmuster. Das Bindungssystem dieser Kinder ist zwar aktiviert, äußert sich aber nicht in konstanten und eindeutigen Verhaltensweisen. Das Desorganisationsmuster wurde überzufällig häufig bei Kindern aus klinischen Risikogruppen wie auch bei Kindern von Eltern gefunden, die ihrerseits traumatische Erfahrungen mit in die Beziehung zum Kind einbrachten.

Man geht davon aus, dass Temperament oder genetisch bedingte Verhaltensweisen des Kindes ebenfalls eine wesentliche Rolle in der Beziehung des Kindes zur Bezugsperson spielen. Ein unruhiger Säugling (z.B. mit Schreien oder ausgeprägten Schlafproblemen) kann eine feinfühlige Bezugsperson herausfordern.

Welche Schutz- und Risikofaktoren gibt es?

Vom ersten Lebensjahr bis zur Jugendzeit finden sich Parallelen wie auch Veränderungen in der Entwicklung der Bindung. Im ersten Lebensjahr ist nicht nur die Bindung für die weitere Entwicklung entscheidend. Vielmehr spielen die jeweiligen Schutz- und Risikofaktoren eine große Rolle.

Schützend wirken Feinfühligkeit, ein gewohnter Rhythmus, Gegenseitigkeit und Vorhersehbarkeit. Kind und Bezugsperson sind ein eingespieltes Team, stellen sich aber auch immer wieder auf die neue Situation ein. So kennt das Kind den Ablauf des Wickelns bei der Mutter und ist mit ihr im Kontakt. Genauso vertraut kann der ganz anders ablaufende Wickelvorgang durch den Vater sein. Das Kind kennt die jeweiligen Verhaltensweisen und ordnet sie verschiedenen vertrauten Personen zu. Risikofaktoren können wichtige Lebensereignisse sein wie Scheidung, Umzug, Krankheit oder Tod eines Elternteils. So kann aus einer anfangs sicheren Bindung eine unsichere werden.

Wie wirkt sich eine unsichere Bindung aus?

In Studien findet man Zusammenhänge zwischen einer unsicheren Bindung und Verhaltensauffälligkeiten bei Kindern.

- Besonders die desorganisierte Bindung wurde wesentlich häufiger bei misshandelten Kindern gefunden.
- Kinder von Eltern, die an einer Depression oder einer Schizophrenie erkrankt waren, sind tendenziell häufiger unsicher gebunden.
- Zusammenhänge mit einer unsicheren Bindung fand man auch bei Borderline-Persönlichkeitsstörungen, Depression, Schizophrenie und Traumatisierungen in der Kindheit.
- Ein desorganisiertes Bindungsmuster findet man insbesondere bei dissoziativen Störungen.
- Belastende Umweltbedingungen können den Aufbau einer sicheren Bindungsbeziehung ebenso beeinträchtigen wie ein lang dauernder Heim- oder Krankenhausaufenthalt und ständig wechselnde Pflegepersonen.
- Bei unsicher gebundenen Kindern können auch im Erwachsenenalter Beziehungen von Misstrauen oder Schwierigkeiten in der Nähe-Distanz-Regulation geprägt sein.

Was sind Bindungsstörungen?

Die Diagnose einer Bindungsstörung setzt voraus, dass ein Kind ganz erhebliche Veränderungen im Verhalten mit den verschiedensten Bezugspersonen zeigt, die über einen längeren Zeitraum (über sechs Monate) zu beobachten sind. Bindungsstörungen können sich ganz unterschiedlich äußern.

Kein Bindungsverhalten. So können Kinder überhaupt kein Bindungsverhalten zeigen. Sie reagieren in Trennungssituationen nicht mit Protest oder bevorzugen keine Bezugsperson. Dieses Verhaltensmuster sieht man teilweise bei Heimkindern oder bei Kindern, die schon im Säuglingsalter vielfältige Beziehungsabbrüche und -wechsel durchlebt haben. Betroffene Kinder vermeiden Bindung aus Angst vor erneuten Trennungen.

Unfall-Risiko-Typ. Eine andere Form von Bindungsstörung wird als Unfall-Risiko-Typ beschrieben. Diese Kinder sind häufig in Unfälle mit Selbstgefährdung und Selbstverletzung verwickelt. Die Kinder vergessen oder unterlassen es vollständig, sich bei ihrer Bezugsperson in einer gefährlichen Situation rückzuversichern. Trotz schmerzlicher Unfallerfahrungen setzen sie scheinbar ohne Lernprozess ihr Risikoverhalten fort. Diese Kinder werden oft von ihren Eltern in die chirurgische Ambulanz zur Behandlung gebracht. Auch diese Variante findet man bei Kindern mit häufigem Wechsel von Bezugspersonen oder bei vernachlässigten Kindern. Das Kind lernt, dass es Aufmerksamkeit bekommt, wenn es sich verletzt.

Übersteigertes Bindungsverhalten. Bei einem übersteigerten Bindungsverhalten fallen die Kinder durch exzessives Klammern auf. Auf eine Trennung von ihrer Bindungsperson reagieren sie übermäßig emotional gestresst. Sie weinen, toben, geraten in Panik und sind untröstlich. Diese Bindungsstörung beobachtet man bei Kindern, deren Mütter z. B. an einer Angststörung mit extremen Verlustängsten leiden. Auch die Mütter geraten in panische Angst, wenn ihre Kinder sich von ihnen vorübergehend trennen. Verlustängste und abhängiges Beziehungsmuster verstärken sich wechselseitig.

Rollenumkehr. Eine andere Art von Bindungsstörung ist die Rollenumkehr zwischen der Bezugsperson und dem Kind. Das Kind übernimmt die Verantwortung für die erwachsene Bindungsperson und schränkt sein eigenes Erkunden der Umwelt weitgehend ein. Diese Kinder haben Angst um den realen Verlust ihrer Bindungsperson, etwa bei drohender Scheidung, bei Suiziddrohungen oder nach einem Suizidversuch eines Elternteils. Wenn sie tatsächlich einen Elternteil durch Suizid verloren haben, kann sich ihr überfürsorgliches Verhalten mit Rollenumkehr auch auf den verbleibenden Elternteil richten. Im Fachbegriff nennt man diese Rollenumkehr Parentifizierung.

Kindheit mit psychisch kranken Eltern

Obwohl laut einer Statistik der Bundespsychotherapeutenkammer ca. 1,5 Millionen Kinder mindestens einen psychisch kranken Elternteil haben, besteht noch wenig Bewusstsein für deren Situation.

Kinder von Eltern mit psychischen Erkrankungen können vielfältigen Belastungen ausgesetzt sein. Nicht selten leiden betroffene Kinder unter Symptomen wie Ängsten, Stimmungsschwankungen oder Schuldgefühlen. Manche haben Albträume oder zeigen andere gesundheitliche Beeinträchtigungen. Häufig ist ein sozialer Rückzug, weil es vielleicht unangenehm ist, Freunde nach Hause einzuladen. Manche Kinder fallen als besonders zurückhaltend oder auch aggressiv auf. Selten werden sie in ihrer Rolle als Kind psychisch kranker Eltern wahrgenommen, solange sie nicht ebenfalls psychische oder Verhaltensauffälligkeiten zeigen.

Für betroffene Kinder ist es schwierig, mit den Anforderungen umzugehen, wenn sie nicht entsprechende Unterstützung erfahren. Ob es zu langfristig negativen Auswirkungen kommt, hängt von vielen Faktoren ab.

Psychische Erkrankungen

Zunächst einmal möchten wir Beispiele für psychische Erkrankungen nennen. Bei den Psychosen handelt es sich um Störungen, bei denen der Bezug zur Realität mehr oder weniger verloren geht. Leidet ein Elternteil unter einer Schizophrenie, kann es zu wahnhaften Verkennungen mit Fremdgefährdung kommen. Akute Psychosen mit Eigen- oder Fremdgefährdung müssen behandelt und die Sicherheit muss gewährleistet werden. Leidet ein Elternteil unter einer schweren Depression, kann auch hier der Bezug zur Realität leiden. Die Wahrnehmung wird sehr eingeengt sein. In einer solchen Atmosphäre kann ein Kind Ängste entwickeln, wird sich vielleicht fragen, ob es schuld ist, dass es dem Vater oder der Mutter schlecht geht. Ein Kind ist in jedem Fall überfordert, wenn es sich für das Leben des Elternteils verantwortlich fühlt. Unter einer solchen Belastung mit Rollenumkehr (das Kind fühlt sich verantwortlich für den Erwachsenen) wird das Kind keine ungestörte Entwicklung nehmen können, wenn nicht entsprechende Unterstützung von außen kommt.

> Ein afrikanisches Sprichwort sagt: »Für die Erziehung eines Kindes braucht es ein ganzes Dorf.« Das gilt umso mehr für belastete Familien, die alleine überfordert sind und ein unterstützendes soziales Netzwerk brauchen. Sich Hilfe holen zu können, ist eine Fähigkeit und Stärke.

Suchterkrankungen

Eltern mit Suchterkrankungen vernachlässigen nicht selten ihre familiären Aufgaben und sozialen Beziehungen. Unter dem Einfluss von Drogen oder Alkohol kann es zu Impulsdurchbrüchen kommen. Wachsen Kinder in einem solchen Umfeld auf, erleben sie eine Atmosphäre von Unberechenbarkeit, Angst und Ohnmacht. Übernimmt der kranke Elternteil nicht für sich die Verantwortung, bedarf es der Unterstützung von erwachsenen Bezugspersonen, damit nicht das Kind von dieser Last erdrückt wird. Entscheidend ist bei psychotischen oder Suchterkrankungen weniger die Krankheit an sich, als der Umgang mit der Erkrankung. Die Verantwortung muss bei den Erwachsenen bleiben, weil das Kind diese nicht tragen kann, ohne überfordert zu sein. Gefühle von Sicherheit, Vertrauen und Selbstwirksamkeit können sich nur entwickeln, wenn neben der Abwesenheit von Gewalt auch positive Modelle zur Verfügung stehen. Ohne diese kann ein Kind nicht lernen, wie es ist, eigene Fähigkeiten zu entdecken, unbeschwert zu sein, Anerkennung und Zuwendung zu erfahren. Angst und Stress hemmen die Kreativität.

Aus der Forschung weiß man, dass ein Kind mindestens eine verlässliche Bezugsperson braucht, um gute Bindungserfahrungen machen zu können. Nur wer Gefühle von Sicherheit, Vertrauen und Angenommensein erlebt, kann der Angst etwas entgegensetzen.

Ausgeprägte Ängste oder Zwänge

Leiden Eltern unter ausgeprägten Ängsten, Zwängen oder vielen körperlichen Beschwerden, benötigen Kinder gesunde Modelle, um nicht ebenfalls entsprechende Störungen zu entwickeln. Dazu ein einfaches Beispiel: Erlebt ein Kind mit, wie ein Elternteil mit einer Spinnenphobie beim Anblick einer Spinne erstarrt oder schreit, wird es lernen, dass die Spinne extrem bedrohlich ist. Macht es zusätzlich die Erfahrung, dass eine andere Person auf eine Spinne ohne Angst reagiert, kann es überprüfen, ob die Spinne wirklich bedrohlich ist und zu realistischeren Einschätzungen kommen. Unsere Lernerfahrungen prägen unsere inneren Haltungen und Überzeugungen und beeinflussen maßgeblich, wie wir die Welt und uns selbst wahrnehmen.

Perfektionistische oder zwanghafte Elternteile können vermitteln, dass es gefährlich ist, nicht genau so zu sein. Sie brauchen viel Kontrolle. Damit engen sie das Kind in seinen Möglichkeiten ein, wenn nicht ein Ausgleich durch andere Bezugspersonen erfolgt. Günstig ist, wenn Eltern die Verantwortung für sich und das Kind übernehmen und selbstfürsorglich mit sich umgehen. Wenn es den Eltern gut geht, ist es wahrscheinlich, dass es auch dem Kind gut geht. Umgekehrt gilt, dass ein überforderter Elternteil das Kind belastet, wenn weitere soziale Unterstützung fehlt.

Persönlichkeitsstörungen

Eltern mit Persönlichkeitsstörungen haben Verzerrungen in ihrer Selbst- und Fremdwahrnehmung. Ängstlichen Persönlichkeiten mangelt es an Vertrauen und Gefühlen von Sicherheit, was sie dann auch nicht entsprechend weitervermitteln können. Abhängige Menschen leiden unter Verlustängsten. In Beziehungen können sie sich nicht gut abgrenzen, weil sie kaum Vertrauen in die eigenen Fähigkeiten haben. Verlassenheitsgefühle können als existenziell bedrohlich erlebt werden und mit Todesangst einhergehen. Solche Ängste können auf das Kind übertragen werden oder es kommt zu einer Rollenumkehr.

Traumatisierte Eltern

Sind Eltern traumatisiert, können sie Gefühle von Angst, Hilflosigkeit oder Ohnmacht auf die nächste Generation übertragen. Gerade wenn darüber nicht gesprochen wird, hängt das atmosphärisch in der Luft. Leidet ein Elternteil unter Traumafolgestörungen, kann das die Beziehung zum Kind beeinflussen. Auch hier kann es zu Wahrnehmungsverzerrungen kommen, was die eigene Person und soziale Beziehungen betrifft. Ein Kind kann nicht verstehen, warum sich der Elternteil ihm nicht zuwendet, sein Bindungsbedürfnis nicht befriedigt. Es ist überfordert, wenn eigene Gefühle von Angst nicht von der erwachsenen Bezugsperson reguliert werden, weil diese es selbst nicht kann. Um das auszugleichen, braucht es ein möglichst gesundes Umfeld mit äußerer Sicherheit, sozialer Unterstützung durch weitere Bezugspersonen und entsprechender Hilfe für die Betroffenen.

Ein afrikanisches Sprichwort sagt: »Für die Erziehung eines Kindes braucht es ein ganzes Dorf.« Das gilt umso mehr für belastete Familien, die alleine überfordert sind und ein unterstützendes soziales Netzwerk brauchen. Sich Hilfe holen zu können, ist eine Fähigkeit und Stärke.

Hilfe für die betroffenen Kinder

Unterstützung erleben betroffene Kinder, wenn haltgebende, stabilisierende Menschen in der Familie oder im weiteren Umfeld zur Verfügung stehen. Hilfreich ist auch der Austausch mit anderen betroffenen Kindern. Bisher gibt es nur vereinzelte regionale Angebote, in denen Kinder unter Anleitung in kleinen Gruppen teilnehmen. Wichtig ist, dass die Kinder über die Erkrankung des Elternteils ehrlich, offen und altersangemessen aufgeklärt werden. Je besser ein Kind verstehen kann, worunter der Elternteil leidet, desto größer ist die emotionale Entlastung. Wenn das Kind weiß, dass es sich um eine behandlungsbedürftige seelische Krankheit handelt, erfährt es, dass es selbst nicht schuld daran ist.

Inzwischen gibt es eine Reihe fundierter Fachbücher oder Broschüren mit Informationen, wie man mit Kindern und Eltern darüber sprechen kann. Kinder können sich kostenfrei an Beratungsstellen oder niedergelassene Kinder- und Jugendlichenpsychotherapeuten wenden, sofern Erzieher oder Lehrer sie darauf hinweisen und Unterstützung anbieten.

Traumata kommen oft vor

Sicher ist nicht jede Belastung ein Trauma. Der Begriff Trauma ist in den letzten Jahren sehr in Mode gekommen und manchmal werden normale Alltagsbelastungen als Trauma bezeichnet.

Diese Verallgemeinerung halten wir nicht für sinnvoll. Damit werden die echten Probleme verwässert und das Tragische und Entsetzliche von Traumata letztlich bagatellisiert. Traumatische Erfahrungen stellen eine seelische Katastrophe dar. Wenn eine kleine Kränkung als Trauma bezeichnet wird, wird so getan, als sei das alles doch nicht so schlimm.

Dass Traumafolgestörungen keine Seltenheit sind, ist für manche Menschen schwer zu akzeptieren. Jedoch besteht bei der Gruppe derer, die ärztliche oder therapeutische Hilfe in Anspruch nehmen, sehr viel eher die Wahrscheinlichkeit, dass man Patienten mit einer (komplexen) posttraumatischen Belastungsstörung und anderen Traumafolgestörungen findet als in der Durchschnittsbevölkerung.

Wenn Sie sich kerngesund fühlen, ist es weniger wahrscheinlich, dass Sie traumatisiert sind, obwohl es immer wieder vorkommt, dass Menschen auch schwere Traumata »wegstecken«, und es dann viel später im Leben, z. B. wenn neue Belastungen auftreten, doch noch deutlich wird, dass die traumatische Erfahrung nicht verarbeitet wurde.

Zurzeit kann man z. B. in Deutschland beobachten, dass viele Ältere, die den letzten Weltkrieg miterlebt haben, erst jetzt unter den Folgen zu leiden scheinen, während es ihnen jahrzehntelang gut ging (Seite 120). Kriegskinder, die jetzt im Seniorenalter sind, reagierten z. B.

auf Amokläufe mit massiven Ängsten im Sinne einer Retraumatisierung, obwohl sie nicht direkt betroffen waren. Die Tatsache, dass Schüsse fielen, aktivierte die Erinnerungen an den Krieg. Mit zunehmendem Alter nimmt die Verdrängungskraft meist ab.

Viele Menschen erholen sich von selbst

Einige Wochen bis Monate nach der traumatischen Erfahrung erscheinen viele Menschen geheilt. Wenn man alles zusammenzählt, erholt sich etwa ein Drittel aller Betroffenen. Diese Zahl kommt allerdings zustande, weil hier alles »in einen Topf« geworfen wird, Verkehrsunfälle und Vergewaltigungen zum Beispiel. Insofern ist diese Zahl auch irreführend. Von Vergewaltigungen erholt sich nämlich höchstens ein Viertel, von Folter erholt sich fast niemand von alleine.

Von einem weiteren Drittel wird gesagt, dass diese Menschen wieder gesund erscheinen und gut im Leben zurechtkommen. Das geht aber nur so lange gut, solange sie nicht erneut in belastende Situationen geraten bzw. vorhandene Ressourcen wegbrechen. Insbesondere Situationen von Ohnmacht und Hilflosigkeit können bei diesen Menschen das Trauma wiederbeleben, sodass sie dann doch Symptome zeigen, wie die Menschen, die von Anfang an nicht mit dem Trauma fertiggeworden sind.

Entscheidend ist, ob ein Gleichgewicht zwischen Ressourcen und Bewältigungsmöglichkeiten einerseits und den erlebten Traumatisierungen andererseits hergestellt werden kann. Es ist wichtig, das Leid zu würdigen, aber nicht darin stecken zu bleiben.

Welche weiteren Störungen treten auf?

Menschen, die an einer posttraumatischen Belastungsstörung (Seite 48) leiden, bringen 26-mal mehr die Wahrscheinlichkeit mit, dass sie sogenannte affektive Störungen, also vor allen Dingen Depressionen, entwickeln, 27-mal mehr besteht die Wahrscheinlichkeit, dass sie eine Angststörung entwickeln, 28-mal mehr besteht die Wahrscheinlichkeit, dass sie an einer Alkoholabhängigkeit leiden. Mit anderen Worten, wenn ein Mensch depressive Probleme, eine Angststörung (wie z. B. Panikattacken), Probleme mit Alkohol und Drogen gehabt hat oder hat und womöglich noch Suizidgedanken, dann liegt eine hohe Wahrscheinlichkeit vor, dass dieser Mensch an einer Traumafolgestörung leiden könnte.

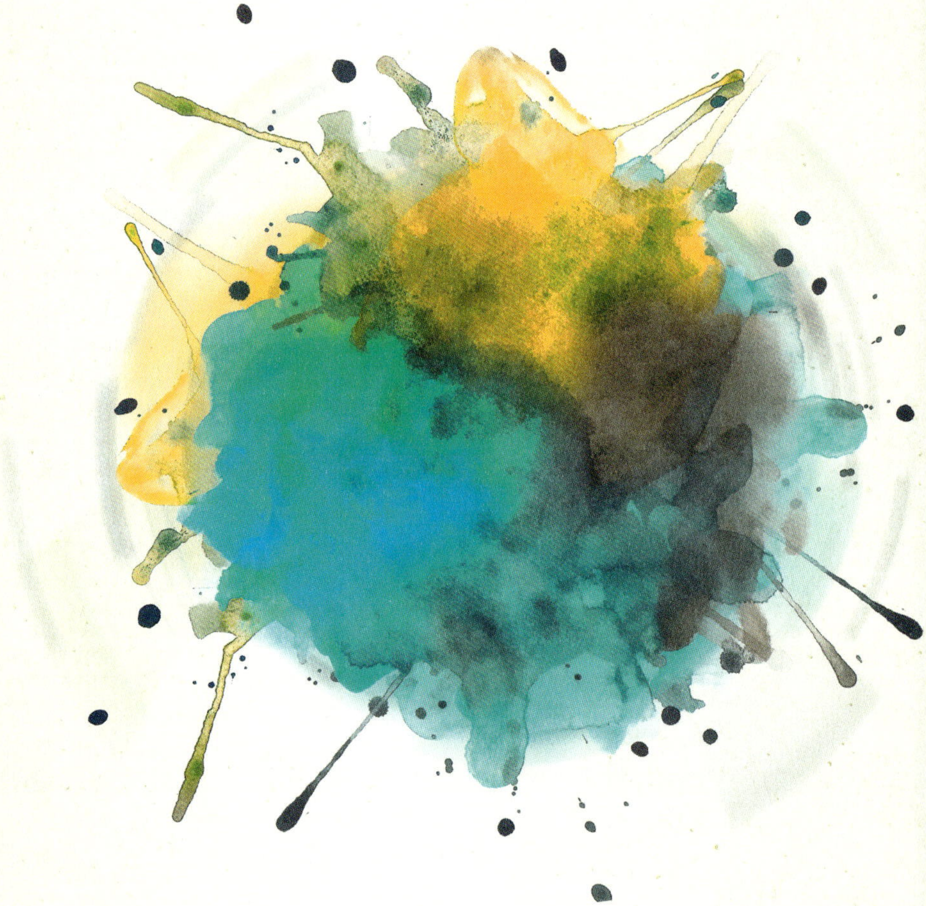

WELCHE FOLGEN HAT EIN TRAUMA

Was passiert bei Trauma in Körper und Geist? Manche Veränderung verliert ihren Schrecken, wenn man den Sinn dahinter versteht.

Was passiert im Körper?

Ein traumatisches Erlebnis löst eine Stressreaktion aus. Körper und Geist sind in Alarmbereitschaft. Es gibt im Wesentlichen drei mögliche Reaktionen: Kampf, Flucht und Sich-tot-stellen.

Kampf. Kampf ist dann sinnvoll, wenn realistische Chancen bestehen, den Gegner zu überwältigen. Eine Parallele im Tierreich ist z. B. der Kampf zwischen einem Löwen und einem Bär.

Flucht. Man sollte fliehen, wenn realistische Chancen bestehen, dem Gegner zu entkommen. Eine entsprechende Parallele im Tierreich ist z. B. der Hase, der seine Haken schlägt, um sich vor dem Raubtier zu retten.

Sich-tot-stellen. Der »Totstellreflex« tritt dann ein, wenn Kampf oder Flucht nicht mehr möglich sind. So lässt sich z. B. die Gazelle wie tot zu Boden fallen, wenn sie vom Raubtier eingeholt wird. Diese Reaktion kann ihr in einem Fall das Leben retten, weil manche Raubtiere kein Interesse an einem anscheinend toten Tier haben. Im anderen Fall spürt sie den Schmerz nicht mehr, wenn sie gefressen wird.

Akuter, chronischer und traumatischer Stress

Organismen, die bei akuter Gefahr ihren Körper an die Extremsituation anpassen können, sind ganz offensichtlich eher in der Lage, zu überleben. Daher haben sich im Verlauf der Evolution Mechanismen herausgebildet, die auf die Notfallsituation zugeschnitten sind und die man als Stressreaktion zusammenfasst.

Akuter Stress führt über die Freisetzung von Glukokortikoiden (insbesondere Kortisol) zu einer vermehrten Bereitstellung von Glukose (Zucker), dem direkten Energielieferanten. Die Stresshormone Adrenalin und Noradrenalin sorgen dafür, dass Blutdruck und Puls steigen, die Durchblutung von Muskeln und Gehirn wird intensiviert. Zugleich werden Verdauung, Wachstum, Fortpflanzung und Immunsystem gehemmt.

Bei anhaltender Stressreaktion können sich Langzeitwirkungen entwickeln wie Bluthochdruck, Muskelschmerzen, chronische Müdigkeit, Verdauungsstörungen mit Neigung zu Geschwüren, sexuelle Störungen und Infektanfälligkeit. Über die Energiemobilisation mit Erhöhung des Blutzuckers kann es zum Steroiddiabetes kommen.

Akuter Stress ist eine biologisch sinnvolle Anpassung an eine Gefahrensituation. Chronischer Stress hingegen ist eine der wesentlichen Ursachen von Zivilisationskrankheiten.

Insbesondere frühe Beziehungstraumata, aber durchaus auch spätere Extrembelastung, hinterlassen Spuren im Gehirn, die dazu führen, dass betroffene Menschen über eine geringere Stresstoleranz verfügen. Dies ist körperlich bedingt und kann von den Betroffenen nicht ohne Weiteres mit psychologischen Mitteln beeinflusst werden. Bei Menschen mit frühen Beziehungstraumata, also Traumata, die ihnen von wichtigen Bezugspersonen zugefügt wurden, gibt es Defizite in der Fähigkeit zur Steuerung der Gefühle und

> Während akuter Stress zu verbessertem Lernen führen kann, haben extrem starker und insbesondere chronischer Stress negative Auswirkungen auf das Gedächtnis.

zur Selbstberuhigung, auch ist Dissoziation (Seite 57) oft die einzige Möglichkeit für traumatisierte Menschen, sich zu schützen. Fühlen sie sich – wodurch auch immer – gestresst, dissoziieren sie dann auch im späteren Leben. Das dissoziative Verhalten selbst kann leider später retraumatisierend sein, also wie ein Trauma erlebt werden. Sie können sich das so vorstellen, dass das Dissoziieren so eng mit dem Trauma verbunden ist, dass es im Gehirn den Anschein erweckt, als geschehe das Trauma jetzt.

Was geschieht im Gehirn?

Das Gehirn ist nicht statisch, sondern äußerst veränderbar, es passt sich den inneren und äußeren Bedingungen zeitlebens an. Die Anpassungsvorgänge im Zentralnervensystem an die Lebenserfahrung bezeichnet man als »Neuroplastizität«.

Wie lernen wir?

Das Lernen von neuen Wissensinhalten erfolgt über den Hippocampus. Dieser Teil des Gehirns heißt aufgrund seiner

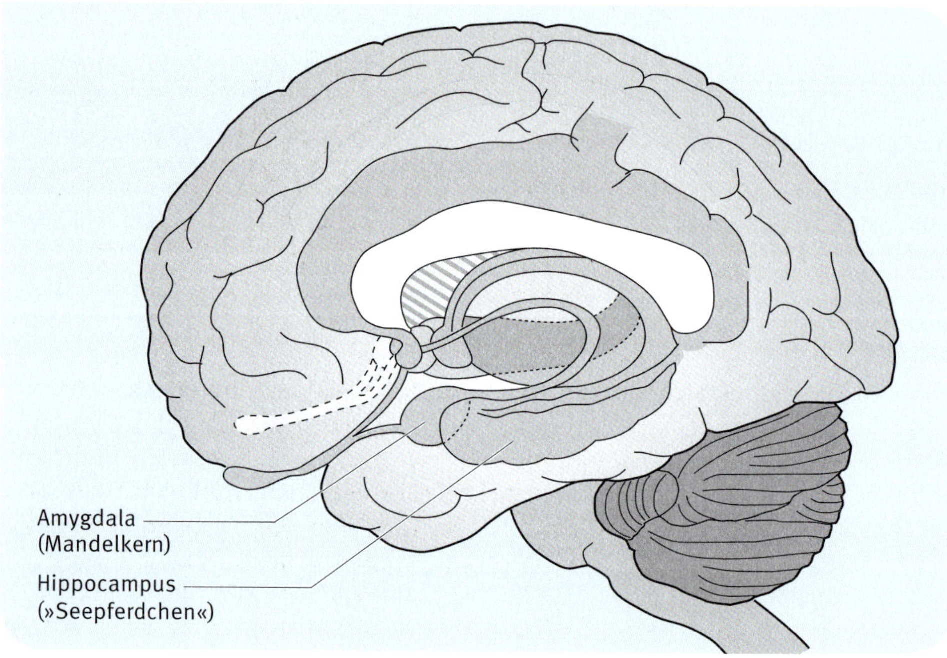

Durch das Zusammenspiel zwischen Amygdala und Hippocampus werden Erlebtes und die damit verbundenen Gefühle verknüpft.

Form übersetzt »Seepferdchen«. Tiefschlafphasen sorgen für die Übertragung des Gelernten vom eher kleinen und flüchtigen Speicher Hippocampus in den großen Langzeitspeicher Großhirnrinde.

Ganz in der Nähe des vorderen Endes des Hippocampus liegen die Mandelkerne (»Amygdalae«, Einzahl: Amygdala), die ihren Namen ebenfalls aufgrund ihrer Form haben. Hier werden die mit einer Erfahrung verbundenen Gefühle gespeichert. Normalerweise besteht eine enge Zusammenarbeit mit dem Hippocampus. Es werden Verknüpfungen geschaffen zwischen dem Erlebten und den damit verbundenen Gefühlen. Die Mandelkerne tragen dazu bei, dass wir unangenehme Erlebnisse sehr rasch lernen und in Zukunft vermeiden. Zum Fürchten-Lernen braucht man die Mandelkerne.

Angst engt das Denken ein

Große Angst bewirkt zwar rasches Lernen, verhindert aber die Verknüpfung des Neu-zu-Lernenden mit bereits bekannten Inhalten. So werden bestimmte, mit starker Angst verbundene Erlebnisse nicht vergessen, können aber nicht in einen Gesamtzusammenhang gebracht werden. Die zur Verarbeitung des Erlebten notwendige Zusammenarbeit mit dem Hippocampus ist gestört. Erinnerungen werden lediglich als Gefühlszustände gespeichert, verbunden mit körperlichen Reaktionen und Bildern. Angst verändert nicht nur den Körper in Richtung Kampf oder Flucht, sondern auch den Geist. Das Denken ist eingeengt, man kommt aus seinem gedanklichen Käfig nicht heraus. Wer z. B. Prüfungsangst hat, kommt nicht auf die einfache, aber etwas Kreativität erfordernde Lösung. Ohne Angst werden die Gedanken freier, offener und weiter.

Heißes Gedächtnis – die emotionale Erinnerung

Bei anhaltender Stressreaktion sind die sogenannten Stresshormone ständig erhöht. Stresshormone wirken sich ungünstig auf Nervenzellen aus, insbesondere auf Nervenzellen des Hippocampus. So werden traumatische Erfahrungen über die Mandelkerne als Gefühlszustände, Bilder oder körperliche Reaktionen erinnert, nicht aber als konkrete Ereignisse im Zusammenhang mit der äußeren Realität. Es entsteht eine »hippocampale Amnesie«, d. h. es besteht keine Erinnerung an die konkrete reale Situation.

Für die Verarbeitung eines traumatischen Erlebnisses ist folgende Verknüpfung notwendig:

- Was ist passiert?
- Was habe ich gefühlt?
- Was habe ich gedacht?
- Wie habe ich reagiert?

Wenn das Ereignis in einen Gesamtzusammenhang eingeordnet werden kann, kann sich die Einstellung entwickeln: »Es ist vorbei. Ich habe es überlebt.«

Bei der nicht geglückten Traumaverarbeitung überwiegt das emotionale Gedächtnis (»hot memory«: heißes Gedächtnis) zulasten des autobiografischen Gedächtnisses (»cold memory«: kaltes Gedächtnis). Es besteht ein Nebeneinander von intensiven Erinnerungszuständen (Intrusionen) einerseits und Erinnerungslücken bezüglich der konkreten Erlebnisse andererseits.

Wenn das Bewusstsein »vernebelt«

In einer akuten Stressreaktion werden vermehrt körpereigene Opiate freigesetzt. Diese können zu einer Art Betäubung oder Erstarrung führen, die Schmerzwahrnehmung wird gehemmt (vgl. »Totstellreflex« im Tierreich). Diese Reaktion erlaubt dem Organismus, eine überwältigende Belastung nicht bei klarem Bewusstsein zu überstehen, und auch die traumatische Erfahrung nicht exakt zu erinnern.

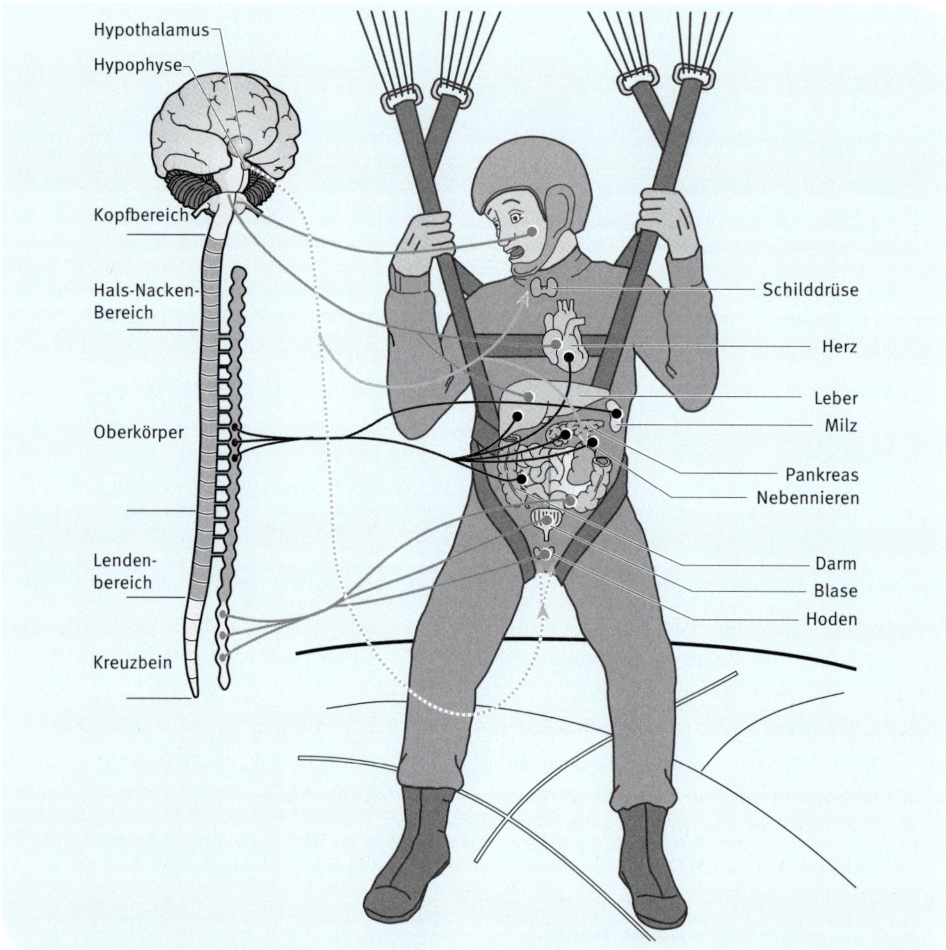

Körperreaktionen bei extremer Stresssituation

Für eine bewusste Erinnerung brauchen wir die Sprache, sonst können wir Wissensinhalte nicht im Hippocampus speichern. In den ersten Lebensjahren steht uns die Sprache noch nicht zur Verfügung, was erklärt, dass wir uns an die ersten Lebensjahre nicht bewusst erinnern können. Sehr frühe traumatische Erfahrungen werden daher eher als emotionale Erinnerung wiedererlebt und können kaum mit Worten ausgedrückt werden.

Bin ich traumatisiert?

Die Annahme, Traumafolgen und traumatischen Stress durch gründliches Nachfragen zu erlittenen Schmerzen klären zu können, ist veraltet und oftmals auch sehr problematisch.

Wenn Sie irgendwo gehört oder gelesen haben, dass es *immer* gut ist, genauestens zu klären, ob es in Ihrem Leben belastende Erfahrungen gegeben hat und darüber dann ausführlich zu reden, dann sollten Sie dem nicht unbedingt Glauben schenken. Diese Vorstellung beruht auf Konzepten, wonach es grundsätzlich gut ist, Belastendes aus der Vergangenheit ins Gedächtnis zurückzuholen. Tatsächlich ist es so, dass es eine Menge innerer Stärke braucht, um sich an schlimme Dinge genau erinnern zu können, und daher sollten Sie das nicht versuchen, solange Sie sich nicht sehr stark fühlen.

Sie können aber einiges an Klarheit gewinnen, wenn Sie sich selbst genau beobachten. Und wenn Sie sich einiges an Wissen über Traumafolgestörungen aneignen. Die Erkundung Ihrer Lebensgeschichte sollten Sie sehr behutsam vornehmen. Seien Sie skeptisch gegenüber allen Menschen, Bekannten, Freunden, Therapeuten, die Sie bedrängen wollen, sich mit Ihrer Lebensgeschichte zu befassen, wenn Sie selbst spüren, dass Sie das eigentlich gar nicht wollen.

Anzeichen für traumatischen Stress

Wie Sie selbst Zeichen erkennen, die Sie dann mit einer fachkundigen Person auswerten können:

- Können Sie bemerken, dass Sie manchmal sehr stark riechen, ja vielleicht denken Sie sogar »stinken«, und haben Sie sich schon einmal gefragt, ob das mit Angstschweiß zu tun haben könnte, wenn Sie ein Gespräch führen wollen? Oder haben Sie sich schon einmal gewundert, dass es Ihnen sehr unangenehm ist, wenn Ihnen jemand die Hand geben möchte, sodass Sie, obwohl Sie es eigentlich anders möchten, einfach nicht die Hand geben können?

- Halten Sie sich eher für kontaktscheu?
- Haben Sie schon einmal bemerkt, dass Sie voller Angst sind, ohne dass Sie dafür eine rechte Erklärung haben? Vielleicht ist es Ihnen sogar schon einmal aufgefallen, wenn Sie in den Spiegel geschaut haben.
- Ist Ihnen schon einmal oder häufiger aufgefallen, dass Sie unbedingt immer alles unter Kontrolle haben möchten, und dass Sie sich deshalb z. B. in geschlossenen Räumen immer gern in die Nähe der Tür setzen, ja mehr noch, dass Sie es gar nicht aushalten können, wenn Sie nicht in der Nähe der Tür sind?

Das sind noch keine Beweise, dass Sie unter traumatischem Stress leiden, aber die Vermutung könnte naheliegen.

Wie zeigt sich eine Traumafolgestörung?

Übererregungssymptome. Bei einigen Traumafolgestörungen ist es typisch, dass Menschen unter Übererregungssymptomen leiden, z. B. dass sie sich ganz schnell aufregen, dass sie die Mücke an der Wand stört oder sie wie das HB-Männchen schnell an die Decke gehen. Häufig ist auch, dass sie Schlafstörungen haben, dass das Herz eher schneller schlägt und der Puls bei geringer Aufregung sehr hoch geht und dass sie leicht in Streit geraten. Menschen mit einer Traumafolgestörung können sich oft schlecht an etwas auch nur leicht Erschreckendes gewöhnen. Zum Beispiel das unerwartete Klingeln des Telefons, während sie mit etwas anderem beschäftigt sind. Wenn einem so etwas das erste Mal passiert, schreckt man zusammen, wenn sich das aber wiederholt, dann gewöhnt man sich daran und schreckt infolgedessen auch nicht mehr zusammen. Anders ist das bei Menschen mit einer Traumafolgeerkrankung: Sie schrecken jedes Mal zusammen. Ihr Körper reagiert heftiger auf äußere Reize, sogar wenn sie eigentlich wissen, dass es nichts Bedrohliches ist.

Vermeidungssymptome. Häufig sind auch Vermeidungssymptome: Ist es Ihnen schon aufgefallen, dass Sie ungern in Menschenansammlungen sind, dass Sie sich in Kaufhäusern unwohl fühlen und so schnell wie möglich wieder weggehen? Dass Sie überhaupt andere Menschen meiden, sich unwohl in der Nähe anderer fühlen und dass Sie eigentlich immer »mit dem Schlimmsten« rechnen und anderen nicht viel Gutes zutrauen? Deshalb gehen Sie anderen dann auch aus dem Weg? Kommt es bei Ihnen auch vor, dass Sie bestimmte Orte meiden, ohne dass Sie genau wissen, warum

Sie das tun? Möglicherweise wissen Sie aber auch, da gehe ich nicht mehr vorbei, denn da hatte ich einen Unfall oder es ist sonst irgendetwas Unangenehmes dort passiert.

Leider sind manche dieser Schutzbemühungen im erwachsenen Leben keine Hilfe, sondern machen einem Probleme. Dennoch sollten Sie wissen, dass es nicht günstig ist, wenn man diese Schutzmechanismen zerstört, ohne dass Sie etwas Neues, Besseres zur Verfügung haben. Seien Sie also achtsam mit sich selbst, auch, indem Sie sich selbst mit allem, was Sie tun, erst einmal respektieren.

Wiedererlebenszustände. Flashbacks gehören zu den typischen Symptomen: Im Kopf taucht die traumatische Situation wieder auf und mit ihr die schrecklichen Bilder, die Angst, die Verzweiflung; es ist fast so, als ob man das Trauma noch einmal erlebt.

Schwierigkeit, mit Ärger gekonnt umzugehen. Dieses Unvermögen ist eines der häufigsten Probleme von Menschen, die Opfer von traumatischen Erfahrungen wurden. Vielleicht, wenn Sie sich jetzt fragen: »Was mache ich, wenn ich mich ärgere?«, kommen Sie zu dem Schluss, dass Sie sich im Allgemeinen viel mehr aufregen, als Sie das bei anderen beobachten können. Möglicherweise haben Sie sich auch schon einmal gewundert, warum Ihnen das so viel schwerer fällt als anderen, Ärger loszulassen, sich »abzuregen«.

Gefühle machen Ihnen Angst. Aber es ist nicht nur der Ärger, der Probleme macht, auch andere Gefühle könnten Sie als bedrohlich erleben und vielleicht haben Sie beobachtet, oder andere haben es Ihnen gesagt, dass Sie in Gefühlsdingen distanziert, ja sogar »kalt« wirken. Vielleicht können Sie sogar sagen, dass Ihnen alle Gefühle Angst machen. Sie können sich nicht »richtig« freuen, Sie können nicht so traurig sein wie andere. Alles, was mit Gefühlen zusammenhängt, ist Ihnen irgendwie ein »Graus«. Vielleicht wünschen Sie sich manchmal, dass es anders wäre, aber Sie wissen nicht, wie Sie es anstellen sollen.

Selbstzerstörerisches Verhalten. Menschen mit Traumafolgestörungen gehen oft schnell an die Decke, aber einige lassen sich nach außen nichts anmerken, sondern richten die ganze Spannung gegen sich selbst. Daraus kann dann ein Verhalten resultieren, das sich selbstdestruktiv, ja sogar als Selbsttötungswunsch, äußert. Schneiden Sie sich oder verletzen Sie sich auf andere Art? Denken Sie oft an Suizid? Haben Sie schon einmal einen Selbsttötungsversuch unternommen? Werten Sie sich häufig ab?

> Machen Sie sich klar, dass Sie all diese seltsamen Dinge aus guten Gründen so tun, um sich, ohne es vielleicht zu wissen, zu schützen.

Weitere mögliche Symptome

- Wie steht es mit Ihrer Hingabefähigkeit? Fällt es Ihnen schwer, sich anzuvertrauen, sich fallen zu lassen?
- Müssen Sie viel kontrollieren, überlassen nichts dem Zufall?
- Bemerken Sie, dass Sie im Vergleich zu anderen wenig spontan machen, alles planen und möglichst jedes kleine Detail im Voraus wissen müssen?
- Machen Sie sich häufig Selbstvorwürfe?
- Haben Sie das Gefühl, ohnehin nichts bewirken zu können?
- Leiden Sie an chronischen Schuldgefühlen?
- Würden Sie sagen, dass Sie eigentlich dauernd depressiv sind?
- Haben Sie bei sich bemerkt, dass Sie immer wieder zum Opfer werden?
- Haben Sie eine Tendenz an sich beobachtet, andere zu Ihren Opfern zu machen?
- Falls Sie vergleichen können: Haben sich Ihre Lebensüberzeugungen vollkommen verändert und gilt nichts mehr, was früher für Sie galt, sodass sie heute viel pessimistischer sind als früher?

In der Regel werden all diese Dinge unbewusst geschehen. Und so unangenehm sie sich auf Sie und andere auch auswirken, dienen sie Ihrem Schutz und nur, wenn Sie bessere, gesündere Möglichkeiten entdeckt und sich damit vertraut gemacht haben, können Sie die ungesunden Verhaltensweisen dauerhaft aufgeben. Das braucht Zeit. Misstrauen und Kontrolle sind so lange nötig, bis man aufgrund besserer Erfahrungen wieder Sicherheit und Vertrauen erlebt.

Woran Sie eine Traumatisierung erkennen

Bei der Entwicklung einer Traumafolgestörung spielen folgende Faktoren eine wichtige Rolle:

- starke Angst bis zu Todesangst während des traumatischen Ereignisses
- Gefühl von Hilflosigkeit während des Ereignisses oder kurz danach
- starke psychische Belastung, wenn Sie etwas sehen oder hören, das Sie an das Ereignis erinnert
- Wellen von starken Gefühlen im Zusammenhang mit dem Ereignis
- Schwierigkeiten, ein- oder durchzuschlafen, weil Ihnen Bilder oder Gedanken über das Ereignis in den Sinn kommen oder Sie Angst vor entsprechenden Albträumen haben
- plötzliches Wiedererleben des Traumas, als wären Sie wieder in der traumatischen Situation
- belastende Träume oder Albträume von dem Ereignis
- Vermeiden von Gedanken an das Ereignis
- eingeschränkte Gefühlswelt (z. B. nicht weinen können)
- Befürchtung schlimmer Folgen für die Gesundheit

Verarbeitung eines Traumas

Kehren wir zu unserem konstruierten Beispiel – dem Verkehrsunfall– zurück. Wie geht es weiter? Es werden einige Dinge mit Ihnen geschehen, die Ihnen seltsam erscheinen mögen.

Alle diese Dinge dienen dazu, Ihr Trauma zu verarbeiten. Es ist wichtig, dass Sie sich das immer wieder bewusst machen, auch wenn es Ihnen schwerfällt. Genau durch diese Verhaltensweisen versucht Ihr Organismus dafür zu sorgen, dass Sie wieder ganz gesund werden.

Ihre Kräfte der Heilung und Selbstheilung sind am Werk. Es kann sein, dass Sie alle beschriebenen Selbstheilungsmerkmale erleben oder nur einige davon. Ihr Organismus wird zwei Arten von Selbstheilung erproben, diese beiden sehr unterschiedlichen Arten werden sich vermutlich immer wieder abwechseln:

Intrusion. Sie werden beobachten, dass Sie immer wieder ein Bedürfnis verspüren, sich mit dem Trauma auseinanderzusetzen, dann werden Sie darüber sprechen wollen; Sie werden möglicherweise auch von dem Ereignis träumen, manchmal werden Sie blitzartig an das Geschehene erinnert werden, ohne dass Sie das bewusst wollten. Dieses Verhalten wird auch als Intrusion bezeichnet.

Konstriktion. Auf der anderen Seite werden Sie das Bedürfnis verspüren, dichtzumachen. Man soll Sie in Ruhe lassen, bloß nicht darüber reden. Dinge, die Sie an den Unfall erinnern, z. B. Bilder, werden Sie meiden wollen. Dieses Verhalten nennen Fachleute Konstriktion.

Innere Auseinandersetzung. Diese sich abwechselnden Phasen der Auseinandersetzung und des Vermeidens helfen Ihnen, dass Sie irgendwann sagen können, es ist vorbei. Solange die innere Auseinandersetzung noch nicht abgeschlossen ist, werden Sie vermutlich nicht das Gefühl haben, dass diese Sache überstanden ist. Jedes Mal, wenn Sie daran denken oder Sie irgendetwas erinnert, wird es sich schrecklich bedrohlich anfühlen und Sie werden wahrscheinlich fast so ein Gefühl haben, als geschehe Ihnen der Unfall noch einmal.

Verwirrung. Es ist auch wahrscheinlich, dass Sie sich gelegentlich verwirrt fühlen und »nicht richtig da sind«. Wenn Sie wieder richtig da sind, wissen Sie vielleicht gar nicht, wo Sie in Gedanken waren. Vielleicht sind Sie auch für eine Weile vergesslicher. Das Leben rauscht an Ihnen vorbei, und Sie haben das Gefühl, dass das nicht Ihr Leben ist. Sie fühlen sich fremd auf der Welt, wie nicht zu Hause.

> Sie sind nicht krank oder gar verrückt, wenn Sie die beschriebenen Symptome und Verhaltensweisen erleben. All diese Erfahrungen mögen unangenehm sein, sie sind aber Teil des Verarbeitungsprozesses. Wiedererleben und die entsprechenden Stressreaktionen erinnern an die erlebte Gefahr und Bedrohung, Vermeidungsverhalten dient dem Schutz. Wenn man den Sinn dieser gegensätzlichen, zunächst noch unbewusst ablaufenden Reaktionen versteht, kann man sich diese bewusster machen und fühlt sich nicht mehr so ausgeliefert.

Fremdheitsgefühle. Vielleicht verspüren Sie manchmal ein starkes Bedürfnis nach Nähe mit anderen Menschen – und wenn das so ist, sollten Sie diesem Bedürfnis unbedingt nachgeben – und dann wollen Sie wieder alleine sein. Das kann ganz abrupt wechseln. Plötzlich fühlen Sie sich so fremd, dass Sie nur noch allein sein wollen. Auch diesem Bedürfnis sollten Sie nachgeben. Manche Menschen fühlen sich nach einer traumatischen Erfahrung von allen anderen so wenig verstanden, dass sie die anderen regelrecht hassen. Auch das ist verständlich und geht vorüber.

Reizbarkeit. Sie werden sich als dünnhäutiger und leichter reizbar erleben, als Sie das sonst von sich kennen. Sie werden vielleicht Schweißausbrüche haben, Schlafstörungen, vermehrtes Herzklopfen. Ihr Körper wird also viele Zeichen von Stress aufweisen, die Sie so vielleicht noch nicht kannten.

Panik. Wenn Sie an das Ereignis denken, werden Sie vielleicht auch ganz heftige Gefühle wie Panik und Todesangst empfinden. Oder diese Gefühle überfallen Sie, sogar ohne dass Sie etwas gedacht haben.

Es wäre gut, wenn Sie das immer wieder bedenken würden, und wenn Ihre Umgebung auch darüber Bescheid wüsste. Unser Organismus hat Möglichkeiten zur Verfügung, sich selbst zu heilen. Je weniger wir ihn dabei stören, das heißt, ihn machen lassen und ihm die nötige Zeit und Unterstützung geben, desto größer ist die Wahrscheinlichkeit, dass wir wieder ganz gesund werden können.

Abwehr der Ohnmacht

Wenn es kein Verkehrsunfall war, den Sie erlitten haben, sondern etwas, was Ihnen ein anderer Mensch – böswillig – angetan hat, dann wird es schwerer sein, mit dem Trauma fertig zu werden. Es könnte sein, dass Sie sich dann fragen, ob es an Ihnen lag, dass Ihnen das passiert ist. Was haben Sie falsch gemacht? Viele Traumaopfer geben sich die Schuld. Dieses scheinbar absurde Verhalten hat aber auch einen gewissen Sinn. Wenn wir schuld sind, dann könnten wir ja etwas machen, das heißt, ohnmächtig wären wir dann nicht. So ist das Sich-die-Schuld-Geben also in gewisser Weise ein Schutz, allerdings kein sehr gesunder. Es könnte sogar sein, dass Sie als Opfer des Verkehrsunfalls sich für eine Weile fragen, ob Sie nicht doch hätten langsamer fahren sollen – obwohl Sie wissen, dass Sie ohnehin nur 20 Stundenkilometer gefahren sind.

Scham- und Schuldgefühle

Traumaopfer schämen sich oft, so als hätten sie etwas falsch gemacht, sich schlecht benommen. Menschen, die traumatisiert wurden, sprechen auch im professionellen Kontext häufig nicht von sich aus über schambesetzte Inhalte, insbesondere dann nicht, wenn es sich um sexualisierte Gewalterfahrungen handelt. Auch Schuldgefühle können eine Rolle spielen, wenn man sich nicht traut, über traumatische Erfahrungen zu sprechen. Ein weiterer Grund kann sein, dass die traumatische Erfahrung für normal gehalten wird; so vor allem die Erfahrung von Gewalt, insbesondere unter Männern. Sie gilt in unserer Gesellschaft bei vielen noch als so selbstverständlich, dass sie nicht als traumatisierend verstanden wird. Viele wissen auch nicht, dass Gewalt gegen Kinder, insbesondere, wenn diese sehr klein sind, verheerende Folgen haben kann und dass jede Form von Gewalt heute als eine Form der Traumatisierung verstanden wird.

Nicht bagatellisieren

Je mehr man denkt, dass das, was einem widerfährt, »normal« ist, desto eher wird man sich dafür schämen oder schuldig fühlen. Tatsächlich sind aber Traumata etwas, was niemals »normal« ist. So wie ein Orkan auch nicht die Regel ist, sondern eine seltene Ausnahme. Und: Menschen können mit den Verwüstungen, die ein Orkan anrichtet, fertig werden, doch dazu brauchen sie Zeit. Was wir Ihnen bis jetzt beschrieben haben, ist also eine normale Form der Verarbeitung. Sie sind nicht krank, wenn Sie die oben beschriebenen Anzeichen bei sich beobachten. Es sind normale Reaktionen auf unnormale Ereignisse.

Wie erklärt man es Kindern?

Gerade Eltern beschäftigt die Frage, inwieweit sie Ängste, Misstrauen, Schuldgefühle oder Vermeidungsverhalten auf ihre Kinder übertragen. Hilfreich sind dabei eine gute Selbstwahrnehmung des eigenen Verhaltens und die Realitätsüberprüfung. Wenn Sie bei sich selbst etwas als Störung wahrnehmen, kann ein offener Umgang gegenüber vertrauten Menschen entlastend sein. In Abhängigkeit vom Alter des Kindes können Sie erklären, wie es Ihnen gerade geht, warum Sie sich zurückziehen möchten, was Sie gerade brauchen. Wichtig ist, die Verantwortung nicht auf das Kind zu übertragen. Wenn Sie z. B. merken, dass Sie reizbar oder gedrückt sind, sprechen Sie es aus. Machen Sie Ihrem Kind gleichzeitig klar, dass es für Ihren Zustand nicht verantwortlich ist und keine Schuld daran hat. Lernen Sie Ihre Bedürfnisse kennen, wenn es Ihnen schlecht geht, und teilen Sie diese mit. Damit ersparen Sie Ihren Angehörigen Gefühle von Schuld oder Hilflosigkeit, die deutlich belastender sind, als Sie mit Ihren jeweiligen Gefühlen anzunehmen. Holen Sie sich therapeutische Unterstützung. Sie übernehmen damit Verantwortung für sich selbst, was für Ihre sozialen Beziehungen ein gutes Modell ist.

Unrealistische Erwartungen

Unser Selbst- und Weltbild ist wesentlich geprägt von unseren Erfahrungen im sozialen Umfeld. Wir leben in einer Gesellschaft, in der uns oft vermittelt wird, dass alles machbar oder kontrollierbar ist. Wir können aber nicht verhindern, dass es viel Leid gibt durch Krankheiten, Unglücksfälle und das, was sich Menschen gegenseitig antun. Möglichkeiten der Bewältigung zu entwickeln ist eine Seite, eine andere ist das Annehmen von Schicksalsschlägen, da wo wir an die Grenzen des Machbaren stoßen und die Kontrolle verloren geht. Wir können das erfahrene Leid lindern, wenn wir Trost erfahren, Mitgefühl und Unterstützung. Der Gedanke, nicht alles kontrollieren zu können und zu müssen, hat auch etwas Entlastendes.

Was tun bei akuten Traumafolgestörungen?

Akute Belastungsreaktion. Eine akute Belastungsreaktion ist eine vorübergehende Störung von beträchtlichem Schweregrad, die sich als Reaktion auf eine außergewöhnliche körperliche oder seelische Belastung entwickelt und im Allgemeinen innerhalb von Stunden oder

Tagen abklingt. Die Symptome können sehr verschieden sein. Typischerweise beginnen sie mit einer Art »Betäubung«, einer Art innerer Lähmung mit einer gewissen Bewusstseinseinengung (Konstriktion). Diesem Zustand kann ein weiterer Rückzug aus der aktuellen Situation folgen, aber auch ein Unruhezustand und Überaktivität. Meist treten Zeichen der vegetativen Übererregung wie panische Angst, Herzrasen, Schweißausbrüche und Zittern auf. Es kann eine teilweise oder vollständige Amnesie (Erinnerungsverlust) für das Ereignis vorliegen. Nach dem anfänglichen Zustand von Betäubung werden Depression, Angst, Verzweiflung, Überaktivität und Rückzug beobachtet. Das Risiko für die Entwicklung von Störungen hängt von verschiedenen Faktoren ab. Es ist erhöht bei gleichzeitiger körperlicher Erschöpfung und körperlichen Erkrankungen (v. a. im höheren Alter).

Bewältigungsmechanismen. Schützend wirken Bewältigungsmechanismen (Coping-Strategien), wenn sie verfügbar sind. Dazu gehören soziale Unterstützung und persönliche Ressourcen, wie z. B. die Fähigkeit, sich Hilfe zu holen. Zuerst muss gewährleistet sein, dass sich der Betroffene äußerlich in Sicherheit befindet, d. h. die reale Bedrohung nicht weiter besteht.

Körperliche und seelische Stabilisierung. Nach dem akuten Ereignis geht es um die körperliche und seelische Stabilisierung. Körperliche Stabilisierung heißt, für genügend Schlaf und Entlastung zu sorgen, sich ausgewogen zu ernähren und schädliche Substanzen (z. B. Alkohol, Drogen, aber auch vermehrten Kaffee- und/oder Nikotinkonsum) zu vermeiden. Unter Umständen kann auch eine medikamentöse Unterstützung sinnvoll sein, um eine anhaltende Stressreaktion zu verhindern. Seelische Stabilisierung beinhaltet die Möglichkeit, über das Erlebte zu sprechen und die Geschehnisse in einen Gesamtzusammenhang einzuordnen (Was ist passiert? Was habe ich gefühlt? Was habe ich gedacht? Wie habe ich reagiert?). Ziel ist die Orientierung im Hier und Jetzt mit der Gewissheit, dass es vorbei ist.

Eltern mit traumatisierten Kindern

Was geht in Eltern vor, deren Kind traumatisiert wurde? Wie soll man aushalten oder damit umgehen, dass das Kind Gewalt erfahren hat?

Eine mögliche Reaktion ist das Nichtwahrhabenwollen des Geschehenen, das Verdrängen der Realität (»Es ist nicht, was nicht sein darf.«). Zu realisieren, was passiert ist, ist tatsächlich schwer auszuhalten. Es hilft aber weder dem Kind noch den Eltern, einfach zur Tagesordnung überzugehen, als sei nichts geschehen.

Würdigt man das erlittene Leid und akzeptiert, dass man es nicht ungeschehen machen kann, hat man die Chance zu einer angemessenen Verarbeitung. Dabei ist es gut, nicht allein zu sein, zu wissen, dass es soziale Unterstützung gibt. Für Eltern und auch das betroffene Kind kann sich die Frage nach der Verantwortlichkeit stellen. Nicht selten erleben Eltern oder auch traumatisierte Kinder Schuldgefühle, die eigentlich die Täter haben müssten. Ein Schuldgefühl vermittelt die Illusion, dass man es hätte verhindern können, wenn man sich anders verhalten hätte. Schuld ist »leichter« auszuhalten als die totale Ohnmacht, das Ausgeliefertsein. Die Abspaltung des erlittenen Leids und das Nichtwahrhabenwollen können soziale Unterstützung und eine regelrechte Verarbeitung behindern. Wenn es nicht gut läuft, bleiben die Eltern und das Kind mit ihrem Leid allein.

Was hilft?

Was braucht das Kind, was brauchen die Eltern? Zunächst einmal braucht es Zeit und einen geschützten Raum, um das Erlebte realisieren und aushalten zu können. Gut ist alles, was stabilisiert. Ausreichend Schlaf, regelmäßiges Essen und Trinken, unterstützende Menschen und ausgleichende Aktivitäten (Bewegung, Kreativität). Es geht um die Wiederherstellung von Sicherheit und Vertrauen. Resilienz heißt Widerstandsfähigkeit. Diese gilt es zu stärken. Der berühmte Musiker Ray Charles wurde als Kind traumatisiert, als er den Tod des Bruders miterlebte, der in einem Waschtrog ertrank. Erschwerend kam seine allmähliche Erblindung hinzu. Die Mutter war so stark, den Tod des Kindes zu verkraften und Ray das nötige Selbstvertrauen mitzugeben, trotz der Erblindung ein selbstständiges Leben zu führen. Hilfreich kann sein, wenn sich Menschen, die Ähnliches erlebt haben, unterstützen können, um das Leid zu würdigen und zu teilen. Wichtig ist, nach einer individuellen Zeit über die Trauer hinaus auch wieder am Leben teilzunehmen. Mit dem Trauma des Kindes fertig zu werden, kann auch für Eltern eine Überforderung darstellen und sekundär traumatisierend wirken. Neben der Hilfe für das Kind ist dann auch die Unterstützung der Eltern notwendig (z. B. durch Vertrauenspersonen im sozialen Umfeld, durch eine Psychotherapie oder eine Selbsthilfegruppe).

Äußere Sicherheit schaffen

Werden Kinder innerhalb der Familie traumatisiert, geht es um das Schaffen von äußerer Sicherheit. Das kann bedeuten, dass ein Elternteil die Kraft aufbringen muss, ein traumatisierendes Umfeld zu verlassen. Traumatische Erfahrungen können verarbeitet werden, wenn man realisiert, was passiert ist und in der Gegenwart neue Erfahrungen machen kann, die Gefühle von Vertrauen wieder wachsen lassen. Damit verbunden sind Gefühle von Trauer oder auch Wut darüber, was einem angetan wurde. Diese Gefühle möchten ausgedrückt werden durch Sprache, Körper und Kreativität. Man kann versuchen, Täter zur Rechenschaft zu ziehen, um das Bedürfnis nach Gerechtigkeit ein Stück weit zu befriedigen. Ungeschehen machen ist nicht möglich. Wenn Erwachsene Schuld auf sich geladen haben, weil sie das Kind nicht ausreichend schützten, geht es darum, diese Schuld zu realisieren und die Verantwortung dafür zu übernehmen. Besteht Einsicht, ist es auch möglich, sich verzeihen zu lernen. Das traumatisierte Kind braucht besondere Zuwendung und Unterstützung in einem sicheren haltgebenden Umfeld. Es darf nicht zu einer Rollenumkehr kommen in dem Sinne, dass das Kind die Erwachsenen schützen und entlasten muss.

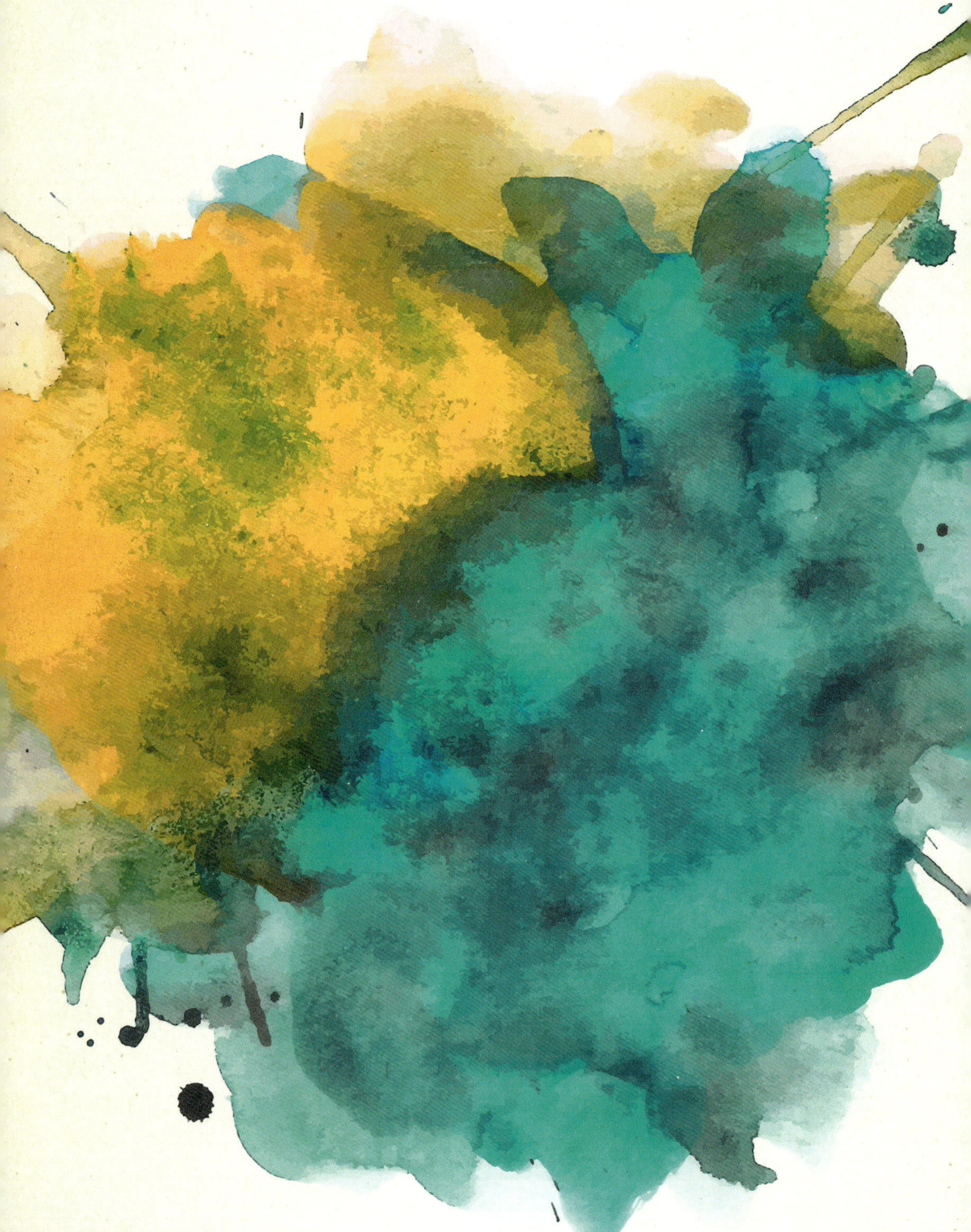

WENN EIN TRAUMA KRANK MACHT

Wenn die Traumaverarbeitung nicht gelingt, können Folgen für Körper und Seele auftreten mit ganz unterschiedlichen und vielfältigen Erscheinungsformen.

Posttraumatische Belastungsstörungen

Was kann es bedeuten, wenn die Verarbeitung einer traumatischen Erfahrung innerhalb von Wochen bis Monaten oder vielleicht sogar Jahren nicht gelingt?

Ein steckengebliebener Verarbeitungsprozess zeigt sich in der unveränderten Wiederholung von Wiedererleben einerseits und Vermeidungsverhalten andererseits bei anhaltender Stressreaktion. Es kommt nicht zur Integration des Erlebten in die eigene Lebensgeschichte und in einen Gesamtzusammenhang. Auch wenn das Trauma zur Vergangenheit gehört, ist Ihr Erleben, als wäre es jetzt und nicht vorbei. Bei der posttraumatischen Belastungsstörung (PTBS, oder auch Posttraumatic Stress Disorder, abgekürzt PTSD) hat es Ihr Organismus bisher nicht schaffen können, mit dem Trauma fertig zu werden.

Dafür können Sie nichts. Niemand kann ganz genau vorhersagen, ob ein Mensch mit einem Trauma von alleine fertig wird oder nicht. Allerdings gibt es einige Schutzfaktoren, die im Folgenden kurz skizziert werden. Falls es in Ihrer Macht steht, den einen oder anderen der protektiven Faktoren gezielt herbeizuführen, wäre das eine gute Hilfe.

Was macht krank? Was hält gesund?

Bei der Traumabewältigung unterscheidet man verschiedene Phasen. So gehen bei einem gelingenden Prozess die Phasen des Aufschreis, der Verleugnung und der wiederkehrenden Erinnerungszustände in die Phasen des Durcharbeitens und der Integration über, d. h. der Einordnung des Erlebten in einen Gesamtzusammenhang. Symptome einer posttraumatischen Belastungsstörung entstehen aus einer Intensivierung und Verlängerung bzw. Blockade des natürlichen Ablaufes.

Schutzfaktoren. Schutzfaktoren sind die persönlichen Widerstandskräfte und das Ausmaß der verfügbaren sozialen Unterstützung. Therapie versteht sich als Unterstützung des natürlichen Verarbeitungsprozesses. Die traumatische Erfahrung verletzt wesentliche Grundüberzeugungen zur eigenen Person und zur Verlässlichkeit und Sicherheit der Welt.

Im ungünstigen Fall entsteht aus der angstvollen und traumatischen Erfahrung in der Vergangenheit eine unsichere und ängstlich bestimmte Erwartung für Zukünftiges.

Ressourcen. Im günstigen Fall kann man angesichts einer akuten Belastung auf Bewältigungsfaktoren aus der Vergangenheit zurückgreifen und persönliche Ressourcen mobilisieren. Dazu gehört eine hohe Selbstwirksamkeit. Wer sich selbst und sein Leben als verstehbar, in realistischem Maße kontrollierbar und sinnhaft wahrnimmt, kann eine traumatische Belastung eher verarbeiten und einordnen. Neben der Verfügbarkeit sozialer Unterstützung spielt die Fähigkeit nicht vermeidend, sondern aktiv Belastungen entgegenzutreten und sich mitteilen zu können eine wesentliche Rolle. Das Prinzip der persönlichen Ressourcenaktivierung bzw. ihre therapeutische Mobilisierung entspricht einem gesundheitsförderlichen Denken. Die Möglichkeit, sich über das Erlebte mitzuteilen, kann als wirksamer Schutz im Traumatisierungsprozess verstanden werden.

Reizschutz. In der akuten Situation geht es um entsprechenden Reizschutz. So weiß man, dass beispielsweise Kinder mit schweren Verbrennungsverletzungen, die in der Akutversorgung eine hohe Schmerzmedikation erhielten, in der Folge weniger PTBS-Symptome entwickelten als vergleichbar schwer verletzte Patienten mit geringerer Dosis. Der Zustand eines nicht beherrschbaren Schmerzes kann selbst als Situation von Hilflosigkeit und Kontrollverlust erlebt und damit zum traumatisch relevanten Auslöser werden.

Die individuelle posttraumatische Reaktion kann nur teilweise durch eine objektivierbare Traumaschwere verstanden werden. Ausschlaggebend sind vielmehr die subjektive Überforderung durch das traumatische Ereignis, seine Unerwartetheit und der damit verbundene Kontrollverlust. Entscheidend ist, was man dem entgegensetzen kann.

Die offizielle Definition

Diese findet sich im ICD-10 und im Entwurf für die neue ICD-11 (WHO 2018), dem internationalen Diagnosemanual, nach dem Fachleute Diagno-

> **Suizidgefährdung**
>
> Unsere klinische Erfahrung mit etwa 200 Patientinnen und Patienten mit posttraumatischen Störungen, die wir pro Jahr in einer psychosomatischen Klinik mit dem Schwerpunkt Traumafolgestörungen behandelt haben, also über die Jahre mehrere Tausend, zeigen, dass fast alle einmal im Leben suizidgefährdet waren und fast alle irgendwann einmal Substanzmissbrauch betrieben haben. Selbsttötungstendenzen bei Kindern sind oft Ausdruck traumatischer Erfahrungen.

sen erstellen. Hier wird die posttraumatische Belastungsstörung verstanden als eine verzögerte oder protrahierte (d. h. verlangsamte) Reaktion auf ein belastendes Ereignis oder eine Situation außergewöhnlicher Bedrohung oder katastrophenartigen Ausmaßes (kurz oder lang anhaltend), die bei fast jedem eine tiefe Verstörung hervorrufen würde. »Bei fast jedem« ist eine problematische Einschränkung, die den Gedanken nahelegt, es könne Menschen geben, die praktisch mit allem fertig werden, was bezweifelt werden darf.

Es werden dann die Ereignisse genannt, nämlich Naturereignisse oder von Menschen verursachte Katastrophen, wie eine Kampfhandlung, ein schwerer Unfall oder die Tatsache, Zeuge des gewaltsamen Todes anderer oder selbst Opfer von Folterung, Terrorismus, Vergewaltigung oder anderer Verbrechen geworden zu sein. Im Vorschlag der ICD-11 werden Ereignisse mit folgenden Merkmalen aufgeführt: Extrem bedrohlich oder schrecklich, meistens anhaltend oder wiederholt auftretend, Flucht währenddessen schwierig oder unmöglich, z. B. Folter, Sklaverei, Genozid, prolongierte häusliche Gewalt, sexuelle Gewalt oder körperliche Misshandlung in der Kindheit.

Wir möchten betonen, dass diese Diagnosen nicht das gesamte Spektrum von Traumafolgeerkrankungen erfassen. Laut Diagnosemanual kommt es gewöhnlich zu einem Zustand vegetativer Übererregbarkeit mit Vigilanzsteigerung (d. h. Erhöhung der Anspannung) und einer übermäßigen Schreckhaftigkeit. Drogeneinnahme und Alkoholkonsum können als komplizierende Faktoren hinzukommen.

Es wird davon ausgegangen, dass die Störung selten später als nach einer Latenz von maximal sechs Monaten auftritt. Dies entspricht nicht der klinischen Wirklichkeit. Tatsächlich finden sich zum Teil jahre- und jahrzehntelange Zeiträume, in denen alles in Ordnung erschien. Und doch entwickeln manche Menschen nach Jahrzehnten eine PTBS. So hat Judith Herman – eine amerikanische Psychiaterin – in ihrem empfehlenswerten Buch »Die Narben der Gewalt« den Begriff der komplexen posttraumatischen Störung vorgeschlagen, der zum Ausdruck bringt, dass es über die eher akute oder »einfache« posttraumatische Störung hinaus Störungsbilder gibt, die sehr viel komplexer ablaufen.

Fachleute sprachen auch von »Disorder of Extreme Stress, Not Otherwise Specified«, zu Deutsch, Störungen durch extremen Stress, die nicht anders spezifiziert sind (Seite 61). Im ICD-11 wird die »komplexe posttraumatische Belastungsstörung« als neue Diagnose neben der weitgehend unverändert definierten (einfachen) Posttraumatischen Belastungsstörung aufgenommen, nachdem darüber seit über 25 Jahren in der wissenschaftlichen Literatur diskutiert wurde. Hiermit können insbesondere die Folgen länger anhaltender oder wiederholter Traumatisierung diagnostisch besser abgebildet werden. Das diagnostische Konstrukt beinhaltet im Wesentlichen neben den bekannten Kernkriterien der PTBS das Vorliegen von Störungen der Gefühlsregulation, eines negativen Selbstkonzeptes sowie von Beziehungsstörungen. Betroffene sind der Überzeugung, durch das traumatische Ereignis vernichtet, entwertet oder entwürdigt worden zu sein, mit damit einhergehenden tiefgreifenden Gefühlen von Schuld, Scham und Versagen in Bezug auf das traumatische Ereignis. Sie haben anhaltende Schwierigkeiten, zwischenmenschliche Beziehungen aufrechtzuerhalten und Nähe zu anderen Menschen zu empfinden. Das Störungsbild verursacht in klinisch bedeutsamer Weise Beeinträchtigungen in persönlichen, familiären, sozialen, beruflichen, die Ausbildung betreffenden oder anderen wichtigen Funktionsbereichen.

Wie kann man die PTBS einordnen?

Teilweise rechnet man sie zu den Angststörungen, teilweise wird sie als eine sogenannte psychoreaktive Störung, d. h. also als eine Reaktion auf schwere Belastungen verstanden.

Wahrscheinlich trifft beides gemeinsam annähernd den Kern der Sache, denn eine traumatische Erfahrung versetzt uns über lange Zeit in Angst und Schrecken. Sogar, wenn das Trauma längst vorbei ist, geht es damit weiter, und wir reagieren darauf auf verschiedene Weise: So können viele andere Störungen auch eine Reaktion auf traumatische Erfahrungen sein.

Typische Problembereiche, die bei vielen Menschen mit PTBS zu beobachten sind: Etwa 80 % der Patienten mit einer posttraumatischen Belastungsstörung haben mindestens eine weitere psychische Diagnose. Etliche Symptome der PTBS überlappen sich mit denen bei Angststörungen und depressiven Erkrankungen (Seite 53) (z. B. Interesseverlust, Schlaf-

Borderline-Persönlichkeitsstörung

Patientinnen und Patienten mit einer Borderline-Persönlichkeitsstörung (Seite 63) weisen die höchste Rate von Traumatisierungen auf, die höchste Rate an PTBS und das jüngste Lebensalter bei der Einwirkung des ersten Traumas. Die emotionale Instabilität mit der Neigung zu Wutausbrüchen und depressiven Einbrüchen ist in vielerlei Hinsicht mit der Symptomatik nach schweren und lang anhaltenden Traumatisierungen identisch.

und Konzentrationsstörungen, Reizbarkeit und Schreckhaftigkeit).

Wichtige Krankheitsbilder (Seite 60) im Zusammenhang mit PTBS sind:

- Angststörungen
- depressive Störungen
- Somatisierung, also ein sich vorwiegend im Körper abspielender Prozess, der aber auf das Trauma zurückzuführen ist, und bei dem man keine hinreichenden Organerkrankungen findet
- dissoziative Störungen
- Suchterkrankungen

Körperliche Leiden infolge von traumareaktiven Symptombildungen werden oft nicht erkannt. Mittlerweile weiß man, dass sogar Herz-Kreislauf-Erkrankungen durch traumatische Erfahrungen mitverursacht sein können. Viele sogenannte Persönlichkeitsstörungen, wie die Borderline-Störung, können auch Reaktionen auf schwere frühe Traumata sein. Insgesamt kommt die PTBS gemeinsam mit anderen Störungen häufig vor und häufiger als allein.

Symptome der PTBS

Im Wesentlichen handelt es sich dabei um ein Bestehenbleiben der zuvor unter dem Aspekt der Traumaverarbeitung beschriebenen Mechanismen, d. h. es findet weiterhin eine starke Auseinandersetzung mit dem Trauma statt durch Albträume, Flashbacks, also Erinnerungen, die überwältigend und höchst beunruhigend sind, teils als Gefühle, teils als Körpererinnerungen oder Erinnerungsfetzen. Andererseits kann auch ein verstärktes »Dichtmachen« beobachtet werden, Menschen vermeiden alles, was sie irgendwie an das Trauma erinnern könnte, manche fühlen sich regelrecht als Zombies, weil sie nichts mehr zu fühlen scheinen.

Dazu kommt eine vegetative Übererregung, die sich z. B. durch vermehrtes Schwitzen, Unruhe oder Schlafstörungen zeigen kann. Und schließlich eine erhöhte Reizbarkeit und Schwierigkeiten in der Affektregulation. Es stört einen die Fliege an der Wand, man weiß es vielleicht sogar und kann doch nichts dagegen tun.

Entwicklung einer PTBS nach spezifischen Traumata

Körperliche Erkrankungen und medizinischeB ehandlung

Posttraumatische Belastungsstörungen scheinen in der Folge organischer Erkrankungen weit verbreitet zu sein. In verschiedenen Studien wurde bei 5–20 % der Krebserkrankten eine PTBS beobachtet. Nach Fehlgeburten fand sich bei 7 % der Frauen eine PTBS.

Traumatisierung von Helfern

Professionelle Helfer werden durch direkte Traumaexposition (z. B. Polizisten, Feuerwehrleute, Rettungsdienstpersonal) oder durch sekundäre Traumaexposition (z. B. Therapeuten in Trauma-Behandlungszentren) erheblich belastet. Eine posttraumatische Belastungsstörung entwickelt sich bei 5–21 % der Feuerwehrleute, bei 10–20 % der Rettungsassistenten und bei 5–7 % der Polizisten. Hinzu kommen die wesentlich häufigeren Störungsbilder, die nicht die Kriterien einer PTBS erfüllen, klinisch aber bedeutsam sind.

Leider wissen auch viele Fachleute nicht, dass ein einmaliges Trauma Symptome auslösen kann, die einer schweren neurotischen Störung oder sogar einer Persönlichkeitsstörung gleichen können. Gemeinsamkeit ist eine Störung der Gefühlsregulation.

Die einfache posttraumatische Belastungsstörung ist selten – etwa 20 Prozent aller Patienten, bei denen man eine PTBS diagnostiziert, leiden »nur« an dieser einfachen Form. Häufiger ist die komplexe posttraumatische Belastungsstörung, die so gut wie immer gemeinsam mit anderen Erkrankungen auftritt (Komorbidität). Wenn Ängste, Depression oder Schmerzen im Vordergrund stehen, wird oft die posttraumatische Belastungsstörung dahinter nicht erkannt.

PTBS und Folgestörungen

Gewöhnlich tritt bei der posttraumatischen Belastungsstörung ein Zustand vegetativer Übererregbarkeit als Zeichen der anhaltenden Stress- und Alarmreaktion auf. Dazu zählen Schlafstörungen, Überwachsamkeit, Schreckhaftigkeit, Reizbarkeit und Konzentrationsstörungen. Neben dem inneren Wiedererleben traumatischer Situationen, dem Vermeidungsverhalten und der anhaltenden Übererregung kommt es oft zu Symptomen wie Ängsten, Depression, Schmerzen, Zwängen, Essstörungen oder süchtigem Verhalten. Der Missbrauch von Alkohol, Drogen oder Medikamenten ist im Sinne einer Selbstmedikation zu sehen, um sich vor überwältigenden Gefühlen der Angst, Ohnmacht und Hilflosigkeit zu schützen.

Alfred B.

Ich musste die Diagnose PTBS selbst stellen

Der Fernfahrer Alfred B. hatte bis zu seinem 35. Lebensjahr ein unauffälliges Leben geführt und nach eigenen Angaben keine nennenswerten Probleme. Dann wurde er in einen schweren Verkehrsunfall verwickelt, an dem er nicht schuld war, bei dem aber mehrere Menschen ums Leben kamen.

»Ich trug mehrere schwere körperliche Verletzungen davon, die ich aber zunächst gar nicht bemerkte, während ich mich um die Rettung von einigen anderen bemühte. Erst zu einem späteren Zeitpunkt bemerkten die Sanitäter, dass auch ich verletzt war und brachten mich in die Notaufnahme des nächstgelegenen Krankenhauses. Dort wurde ich versorgt, wollte aber anschließend gleich wieder nach Hause.

Über die Tage danach weiß ich fast nichts mehr. Ich saß einfach zu Hause herum. Danach bedrängten mich die Schreckensbilder des Unfalls bei Tag und bei Nacht. Ich hatte massive Schlafstörungen und war extrem schreckhaft. Ich zog mich immer mehr zurück, obwohl ich früher gesellig war. Zunächst schrieb mich mein Hausarzt krank, nach vier Wochen bemerkte man eine Schwellung des Knies und ich musste erneut ins Krankenhaus. Dort fiel meine Gereiztheit auf. Ich wurde in eine psychosomatische Rehaklinik geschickt. Hier hatte ich ebenfalls mit vielen Mitpatienten Streit. Bei meiner Entlassung nach vier Wochen fühlte ich mich nur noch unzufrieden und verbittert. Ich begann zu trinken und verkroch mich in meiner Wohnung.«

Bis zu diesem Zeitpunkt hatte noch niemand seiner Betreuer einen Zusammenhang zwischen dem Unfall und seinem Verhalten im Sinne einer posttraumatischen Belastungsstörung hergestellt, vielmehr war in der psychosomatischen Klinik eine angstneurotische Störung diagnostiziert worden. »Als ich im Radio eine Sendung über Eschede-Opfer verfolgte, hörte ich das erste Mal von posttraumatischer Belastungsstörung; mir wurde klar, dass das alles genau auf mich zutraf.

Angst- und Panikstörungen

Diese führen zu einer massiven Einschränkung des Aktionsradius. Das damit einhergehende Vermeidungsverhalten hat die Funktion, sich vor allen möglichen Gefahren zu schützen. Bei der generalisierten Angststörung werden auch viele alltägliche Situationen zur Angstquelle, das Erregungsniveau ist ständig erhöht.

Depression

Depression ist oft eine Folge des massiven Rückzuges und der ständigen Angst. Damit einhergehende Gefühle von Niedergedrücktheit bis zu Dumpfheit und Gleichgültigkeit sind oft Ausdruck einer massiven Trauer, die aber nicht zugelassen werden kann.

Schmerzen

Infolge der anhaltenden Stressreaktion mit der Unfähigkeit zur Entspannung treten oft Schmerzen auf. Chronische Verspannungen verursachen Kopf- und Rückenschmerzen. Durch entsprechende Schonhaltung schränkt sich der Bewegungsradius weiter ein. Schmerzstörungen betreffen häufig auch den Magen-Darm-Trakt oder das Herz. Engegefühl und Brustschmerzen können zu einer sogenannten Herzphobie führen mit der ständigen Angst vor einem Herzinfarkt.

Alle genannten Symptome können sich zu eigenständigen Störungen entwickeln, die zu weiteren Einschränkungen führen und den Leidensdruck vergrößern.

Zwangsstörungen

Zwangsgedanken oder -handlungen sind oft Ausdruck eines verstärkten Kontrollbedürfnisses. Sie sind als Versuch zu werten, mit dem Trauma verbundene Gefühle von Kontrollverlust zu kompensieren. Zwangsstörungen haben die Funktion, kurzfristig Ängste zu reduzieren, langfristig schränken sie die Entscheidungsfreiheit und die Lebensqualität massiv ein.

Essstörungen

Diese können sich ganz unterschiedlich zeigen. Die Magersucht (Anorexia nervosa) kann Folge eines Appetitverlustes oder eines ständigen Ekelgefühls sein. Sie kann Ausdruck unterdrückter Aggressionen sein, die gegen die eigene Person gerichtet werden. Das Nicht-Essen kann auch Gefühle von Kontrolle und Autonomie vermitteln, wo man sich sonst eher abhängig erlebt. Bei starkem Untergewicht werden körpereigene Opiate (Endorphine) freigesetzt, die die Schmerzwahrnehmung reduzieren. Sexuelle Störungen vermindern sexuelle Bedürfnisse, was auch eine Schutzfunktion haben kann. Die Ess-brech-Sucht (Bulimia nervosa) kann ebenfalls Ventilfunktion haben. Kurzfristig beruhigt Essen und befriedigt Bedürfnisse, das anschließende Erbrechen soll Gewichtszunahme verhindern und kann Aggressionen oder Schuldgefühle kanalisieren. Die Esssucht mit Heißhungerattacken und unkontrolliertem Essen hat eine vergleichbare Funktion. Langfristig führen Essstörungen zu weiterer Selbstabwertung und destabilisieren körperlich.

Jede dieser Störungen erfüllt Funktionen und befriedigt Bedürfnisse. Die Strategien zur Bedürfnisbefriedigung sind kurzfristig hilfreich, langfristig jedoch eher schädlich. Es handelt sich um »Notlösungen«, solange bessere Bewältigungsstrategien (z. B. soziale Unterstützung) nicht verfügbar sind. Im Vordergrund steht der Schutz vor erneuten Verletzungen und vor schwer aushaltbaren Gefühlen.

Dissoziative Störungen

Wie steht es um Ihre Wahrnehmung im Hier und Jetzt? Kennen Sie das Gefühl, wie abgespalten von sich und anderen Menschen zu sein, nichts mehr mitzubekommen?

Diesen Mechanismus nennt man Dissoziation, er wirkt sich in einer Beziehung wie der Abbruch des Kontaktes aus. Für den Menschen, der das unbewusst so macht, ist es ein Schutz, nämlich der Versuch, eine ihm unerträglich erscheinende Situation zu verlassen. Für Menschen, die traumatisiert wurden, vor allen Dingen, wenn sie schwer traumatisiert worden sind, kann jede Kontaktaufnahme zu einem anderen Menschen wie eine Bedrohung erlebt werden, und deshalb verschwinden sie sozusagen aus dem Kontakt, wenn andere irgendetwas tun, das sie als bedrohlich empfinden.

Was macht Ihnen Stress? Prüfen Sie genau, mit wem Sie sich wohl und mit wem Sie sich unwohl fühlen.

Ist Ihnen schon einmal aufgefallen, dass Sie unter Gedächtnislücken leiden? Wissen Sie immer mal wieder nicht, was eigentlich in den letzten Minuten, Stunden, Tagen vor sich gegangen ist? Vielleicht haben Sie sich angewöhnt, das gut zu überspielen, sodass es in Ihrer Umgebung kaum jemand merkt.

Sind Sie manchmal in seltsamen Zuständen, in denen Sie sich wie erstarrt fühlen? Oder ganz weit weg von sich selbst? Das Leben läuft wie ein Film ab, der scheinbar gar nichts mit Ihnen zu tun hat. Oder Sie wissen nicht mehr, was in den letzten Stunden passiert ist. Das klingt verrückt, ist aber zunächst ein normaler Schutzmechanismus.

Therapeuten sprechen von dissoziativen Störungen, wenn Menschen sich sehr häufig dissoziativ verhalten und das Identitätserleben davon betroffen ist, und von dissoziativem Verhalten, wenn es nur gelegentlich und ggf. im Rahmen anderer Erkrankungen vorkommt (z. B. bei Angst oder Depression). Dissoziative Symptome sind z. B. Depersonalisations- und Derealisationserleben.

Was ist Dissoziation?

»Dissoziation« heißt Abspaltung im Gegensatz zu Assoziation (Verbindung, Verknüpfung). Die Dissoziation (Seite 64) kann unterschiedliche Bewusstseinsbereiche betreffen: Wird Erinnerung abgespalten, so spricht man von Amnesie (Erinnerungs-/Gedächtnisverlust). Wird die Selbstwahrnehmung abgespalten, so spricht man von Depersonalisation. Charakteristisch sind Entfremdungserlebnisse gegenüber der eigenen Person oder dem eigenen Körper. Verändert sich die Fremdwahrnehmung, d. h. die Wahrnehmung der Umgebung und anderer Menschen, so spricht man von Derealisation. Bei Unsicherheiten in Bezug auf die eigene Identität gibt es unterschiedlich starke Ausprägungen von der Identitätsverwirrung bis zur Identitätsänderung.

Der Verdacht auf eine dissoziative Störung oder auf dissoziatives Verhalten ist ein ziemlich sicherer Hinweis, dass hier eine Traumafolgestörung vorliegt. Nur relativ selten gibt es andere als traumatische Ursachen.

Dissoziation ist zunächst eine Fähigkeit, die das Überleben sichert. Traumatisches Erleben wird abgespalten, um sich z. B. vor massiven Gefühlen wie Todesangst oder vor unerträglichen Schmerzen zu schützen.

Das natürliche Vorkommen von Dissoziation ist in der Regel steuerbar und im Alltag eher hilfreich. Kinder können noch besonders gut dissoziieren. Sie bekommen einen »Tunnelblick«, wirken ganz versunken und wie in einer anderen Welt und sind eine Weile kaum ansprechbar. Dieses Phänomen tritt besonders bei Müdigkeit auf.

Wann wird Dissoziation zur Störung?

Bei frühen und lang anhaltenden wiederholten Traumatisierungen nutzen Kinder die Fähigkeit zur Dissoziation als Überlebensstrategie. Sie ist vergleichbar mit dem »Totstellreflex« im Tierreich, wenn Kampf oder Flucht nicht möglich sind. Die Fähigkeit zur Dissoziation wird zur Störung, wenn sie nicht mehr kontrollierbar ist. Auslöser (»Trigger«) für dissoziatives Verhalten kann alles sein, was Erinnerungen an vorangegangene Traumata hervorruft. Das können ganz alltägliche Dinge sein, z. B. Gerüche, Farben, Formen, Geräusche oder Berührungen. Meist ist der Zusammenhang nicht bewusst, die konkrete Erinnerung kann sogar völlig fehlen (vgl. »hippocampale Amnesie«, Seite 33).

Bin ich jetzt verrückt?

Patientinnen und Patienten mit dissoziativen Störungen beschäftigt oft die Frage: Bin ich verrückt? Die klare Antwort lautet: Nein. Grund für diese Frage ist die große Unsicherheit, was mit einem los ist. Häufig haben Patientinnen und Patienten auch die Erfahrung gemacht, dass Ihre Beschreibungen als Psychose eingeordnet wurden. Diese zeichnet sich dadurch aus, dass der Bezug zur Wirklichkeit verloren geht. Die Schizophrenie ist eine Psychose, bei der unter anderem das Hören von Stimmen vorkommen kann. Betroffene erleben diese Stimmen als von außen kommend, sie können hören, wie diese Ihnen z. B. Befehle erteilen. Für einen schizophrenen Patienten im psychotischen Schub geht der Realitätsbezug weitgehend verloren.

Jeder kennt leichte Formen der Dissoziation

Dazu gehören z. B. das Tagträumen oder eine gewisse Desorientiertheit kurz vor dem Einschlafen oder kurz nach dem Aufwachen. In Belastungssituationen kennen viele das Gefühl, äußerlich zu funktionieren, sich selbst aber weniger zu spüren. Manche beobachten sich auch selbst, z. B. bei Reden vor einem Publikum, was der Distanzierung dient und vor zu großer Aufregung schützen kann.

Patienten mit dissoziativen Störungen berichten oft von Stimmen im Kopf, einem inneren Chaos oder inneren Dialogen. Sie hören keine Stimmen von außen, der Bezug zur Realität bleibt erhalten oder ist mit der Orientierung im Hier und Jetzt wieder herstellbar. Dennoch ist die Abgrenzung nicht immer ganz klar und erfordert manchmal eine eingehendere Diagnostik. Es kann natürlich auch vorkommen, dass Patienten mit Traumafolgestörungen psychotisch werden, dies ist aber nicht die Regel.

Diagnose von Traumafolgestörungen

Als Reaktion auf ein traumatisches Ereignis können verschiedene Störungen auftreten. Die Abgrenzung der Krankheitsbilder ist oft schwierig, die Übergänge sind teilweise fließend.

Diagnose der PTBS

Man unterscheidet zwischen einer einfachen und einer komplexen Form der PTBS, bei Letzterer findet man noch weitere Störungsbereiche.

Kriterien für eine einfache PTBS

Eine posttraumatische Belastungsstörung kann unmittelbar nach einem traumatischen Ereignis, aber auch um Wochen oder Monate verzögert einsetzen. Rund ein Viertel der Menschen, die ein außergewöhnlich bedrohliches Ereignis erleben mussten, entwickeln eine posttraumatische Belastungsstörung. Charakteristisch sind die drei folgenden Kriterien:

Wiedererleben in Form von Flashbacks (Nachhallerlebnisse). Diese angstbesetzten Erinnerungszustände (Intrusionen), die auch in Form von Albträumen auftreten können, lösen oft heftige körperliche Reaktionen aus, als befände man sich wieder in der traumatischen Situation. Plötzliche Körperschmerzen oder Panikattacken können Ausdruck von Körpererinnerungen bzw. Aktivierungen von Bedrohungsgefühlen sein, meist sind die Auslösereize nicht bewusst.

Vermeidung. Man vermeidet Situationen, Orte und Menschen, die Erinnerungen an das belastende Ereignis auslösen könnten. Auslöser (»Trigger«) für Flashbacks kann im Prinzip alles sein, was zu Assoziationen (Verknüpfungen) mit traumatischen Erfahrungen führt, z. B. ähnliche Geräusche, Gerüche, ein bestimmter Geschmack, Gefühle (Hilflosigkeit, Ohnmacht) oder auch ein bestimmter körperlicher Zustand (erhöhter Puls und Schwitzen beim Sport). Auslösesituationen sind dem Bewusstsein oft nicht zugänglich, so dass Vermeidungsverhalten nur sehr eingeschränkt vor erneuten Stressreaktionen schützt. Das kurzfristige Schutzbedürfnis führt langfristig zu erheblichen Einschränkungen der Lebensführung und Lebensqualität und verhindert neue und bessere Erfahrungen. Das kennt man auch von den Angststörungen.

Anhaltende Übererregung. Diese besteht aufgrund einer chronischen Stressreaktion mit dem Gefühl ständiger Bedrohung (»traumatischer Stress«). Symptome sind Unruhe, Überwachsamkeit, Schreckhaftigkeit, Schlafstörungen, Erschöpfung und mangelnde Belastbarkeit. Man kann sich das wie ein zu scharf eingestelltes Alarmsystem vorstellen mit einer ausgeprägten Sensitivität für jeden Reiz, der mit einer früheren bedrohlichen Situation in Verbindung steht. Die erhöhte Anspannung verhindert das Abgeben von Kontrolle. Wer sich nicht sicher fühlt, jederzeit damit rechnet, dass wieder etwas passiert, kann nicht loslassen und entspannen.

> Akute, umschriebene Ereignisse im Erwachsenenalter führen eher zur einfachen PTBS, während wiederholte und anhaltende traumatische Erfahrungen insbesondere im Kindesalter häufiger auch andere Störungen zur Folge haben.

Zusätzliche Kriterien für eine komplexe PTBS

Die komplexe posttraumatische Belastungsstörung umfasst *zusätzlich* Störungen in folgenden Bereichen:

Störungen der Affektregulation. Diese äußern sich in Schwierigkeiten, Gefühle wahrzunehmen, zu unterscheiden und angemessen zum Ausdruck zu bringen:

- Wie fühlt sich Angst, Wut oder Trauer an?
- Wo im Körper nehme ich diese Gefühle wahr?
- Überdeckt die Angst alle anderen Gefühle?
- Kontrollieren die Gefühle mich oder kann ich Einfluss auf sie nehmen?

Die mangelnde Steuerungsfähigkeit kann sich in selbstschädigendem Verhalten (z. B. Selbstverletzungen, Suizidversuche, riskantes Sexualverhalten) zeigen. Impulsivität und starke Stimmungsschwankungen kennzeichnen Borderline-Persönlichkeitsstörungen und dissoziative Störungen.

Aufmerksamkeitsstörungen. Störungen der Aufmerksamkeit und des Bewusstseins können sich in Konzentrationsstörungen, Trancezuständen oder in Erinnerungslücken (Amnesien) zeigen als Ausdruck dissoziativen Verhaltens.

Somatisierung. Diese äußert sich in körperlichen Beschwerden, z. B. Schmerzen ohne ausreichend fassbare körperliche Ursachen. Die Verlagerung seelischer Belastungen auf die Körperebene steht allerdings auch im Zusammenhang mit den chronischen Stressreaktionen.

Persönlichkeitsveränderungen. Chronische Persönlichkeitsveränderungen äußern sich in einer veränderten Selbstwahrnehmung (z. B. chronische Schuldgefühle, Gefühle von Ohnmacht und Hilflosigkeit), in einer verzerrten Wahrnehmung des Schädigers (z. B. Idealisierung) und in einer Veränderung der Beziehung zu anderen Menschen (Unfähigkeit zu vertrauen und Beziehungen mit anderen aufrechtzuerhalten, die Tendenz, erneut Opfer zu werden oder andere zu Opfern zu machen). Bei frühen Traumatisierungen entwickelt sich erst gar keine stabile Persönlichkeitsstruktur, Selbst- und Weltbild sind im Sinne des Überlebens geprägt.

Veränderungen in Bedeutungssystemen. Diese äußern sich in Gefühlen von Verzweiflung und Hoffnungslosigkeit und im Verlust der bisherigen Lebensüberzeugungen. Das Erleben von Sicherheit und Vertrauen wird erschüttert oder bricht zusammen, nichts ist mehr, wie es vorher war.

Faktoren bei der Traumaverarbeitung

Es gibt verschiedene Faktoren, die sich darauf auswirken, wie gut Sie das erlittene Trauma verarbeiten können:

- Wie belastend habe ich das traumatische Ereignis erlebt?
- Welche Möglichkeiten der Bewältigung und der sozialen Unterstützung stehen mir zur Verfügung?
- Wie ging es mir vor dem traumatischen Ereignis?
- Wie sind die Bedingungen nach dem traumatischen Ereignis?

Risikofaktoren für die Entwicklung einer PTBS

Etwa ein Drittel der von einem traumatischen Ereignis betroffenen Personen entwickelt das Vollbild einer posttraumatischen Belastungsstörung (am häufigsten im Zusammenhang mit Vergewaltigungen). Bei etwa einem Drittel bis zur Hälfte der Personen mit den Symptomen einer posttraumatischen Belastungsstörung kommt es zu einer langjährigen Chronifizierung.

Objektive Risikofaktoren:

- Art, Intensität und Dauer des traumatischen Ereignisses
- wiederholtes Ausgesetztsein
- Ausmaß der körperlichen Verletzung
- durch Menschen verursachte Traumatisierung
- das absichtliche Herbeiführen durch die verursachenden Personen

- der erlittene Verlust ist nicht wiedergutzumachen
- Höhe der materiellen Schädigung
- ständiges Erinnertwerden an das Geschehen durch viele Auslöser

Subjektive Risikofaktoren:
- unerwartetes Eintreten des traumatischen Ereignisses
- wenig Einflussmöglichkeiten auf das Geschehen
- Erleben von Schuld
- Ausbleiben fremder Hilfe

Individuelle Risikofaktoren:
- junges oder hohes Lebensalter
- Zugehörigkeit zu einer sozialen Randgruppe
- niedriger sozioökonomischer Status
- mangelnde soziale Unterstützung
- seelische oder körperliche Vorerkrankungen
- familiäre Vorbelastung mit traumatischen Erfahrungen

Weitere Störungsbilder

Viele Patientinnen und Patienten haben im Verlauf mehrerer Therapien die Erfahrung gemacht, dass ihre Beschwerden unterschiedlich eingeordnet wurden und sie eine Reihe von verschiedenen Diagnosen erhalten haben. Die Bandbreite an gestellten Diagnosen umfasst psychische Erkrankungen wie Schizophrenie, Depression, Angst- und Zwangsstörungen, Somatisierungsstörungen, Essstörungen und Substanzmissbrauch. Darüber hinaus Persönlichkeitsstörungen.

Tatsächlich ist die Komorbidität, d.h. das gleichzeitige Vorkommen verschiedener Erkrankungen, bei posttraumatischen Belastungsstörungen und dissoziativen Störungen hoch. Die Diskussion über die Zusammenhänge und Abgrenzungsmöglichkeiten, insbesondere bezüglich der Diagnosen posttraumatische Belastungsstörung, dissoziative Störungen und Borderline-Störungen ist bei Weitem nicht abgeschlossen. Studien zeigen, dass Menschen mit einer Borderline-Störung überwiegend traumatische Vorerfahrungen gemacht haben. Es gibt einen hohen Überschneidungsbereich der Symptome, wie z.B. Störungen in Beziehungen und in der Gefühlsregulation. Zur besseren Einordnung der Definition der einzelnen Störungsbilder erfolgt ein Überblick:

Kriterien für eine Borderline-Störung

Für die emotional instabile Persönlichkeitsstörung vom Borderline-Typus (Borderline-Störung) gelten folgende diagnostische Kriterien, wobei von den neun im Folgenden aufgeführten mindestens fünf Kriterien erfüllt sein müssen:

1. Ein Muster von instabilen, aber intensiven zwischenmenschlichen Beziehungen, das sich durch einen Wechsel zwischen den beiden Extremen der Überidealisierung und Abwertung auszeichnet.

2. Impulsivität bei mindestens zwei potenziell selbstschädigenden Aktivitäten (z. B. Geldausgeben, Sexualität, Substanzmissbrauch, Ladendiebstahl, rücksichtsloses Fahren, Fressanfälle – außer Suizidversuch oder Selbstverstümmelung).
3. Instabilität im affektiven Bereich: ausgeprägte Stimmungsschwankungen (Depression, Reizbarkeit oder Angst), wobei diese Zustände gewöhnlich ein paar Stunden, seltener länger als einige Tage andauern.
4. Übermäßige, starke Wut oder Unfähigkeit, Wut zu kontrollieren (z. B. häufige Wutausbrüche, andauernde Wut oder wiederholte Prügeleien).
5. Wiederholte Suiziddrohungen, -andeutungen, -versuche oder selbstverstümmelnde Verhaltensweisen.
6. Ausgeprägte und andauernde Identitätsstörung, die sich in Form von Unsicherheit in mindestens zwei der folgenden Lebensbereiche zeigt: dem Selbstbild, der sexuellen Orientierung, den langfristigen Zielen oder Berufswünschen, in der Art der Freunde oder Partner oder in den persönlichen Wertvorstellungen.
7. Chronisches Gefühl der Leere oder Langeweile.
8. Verzweifeltes Bemühen, ein reales oder imaginäres Alleinsein zu verhindern (Unfähigkeit, allein zu sein).
9. Vorübergehende, durch Belastungen ausgelöste wahnhafte Vorstellungen oder schwere dissoziative Symptome.

Kriterien für eine dissoziative Störung

Dissoziative Störungen werden von dissoziativen Symptomen abgegrenzt, die im Rahmen anderer psychischer Erkrankungen auftreten können, z. B. bei der posttraumatischen Belastungsstörung, der Borderline-Persönlichkeitsstörung, Angststörungen oder depressiven Erkrankungen.

Zu den dissoziativen Phänomenen zählt man:

- Gedächtnisprobleme (lückenhaftes Zeiterleben, nicht erinnerbares Verhalten)
- Depersonalisation
- Derealisation
- Flashbacks
- Veränderungen von Bewegungsfunktionen oder Empfindungen ohne körperliche Ursachen
- Trancezustände
- Identitätsunsicherheit
- innere Stimmen
- verschiedene Ich-Zustände/Persönlichkeitsanteile bis hin zu einem Identitätswechsel.

Der amerikanische Psychiater Dell, der ein Fachmann auf dem Gebiet der dissoziativen Störungen ist, unterscheidet einfache und komplexe dissoziative Störungen.

Einfache dissoziative Störungen (Kriterium A)

Hierzu gehören laut Dell Symptome wie:

- Amnesie (Gedächtnisprobleme, teilweise schwere Erinnerungslücken für autobiografisches Material)
- Depersonalisation (Fremdheitsgefühle bzgl. der eigenen Person wie Gefühl des Losgelöstseins oder mangelnde Empfindungsfähigkeit)
- Derealisation (Fremdheitsgefühle bzgl. der Umgebung und anderer Menschen)
- Flashback-Erleben
- Alters-Regression (Zurückfallen auf eine frühere Entwicklungsstufe: Man fühlt sich z. B. wieder wie das Kind von früher)
- somatoforme Dissoziation (Störungen der Bewegung und der Sinnesempfindung ohne körperliche Ursache)
- Trancezustände

Komplexe dissoziative Störungen. Bei den komplexen dissoziativen Störungen sind neben diesen Symptomen das Identitäts- und Selbstempfinden mitbeteiligt. Es liegen zwei oder mehr unterscheidbare Identitäten bzw. Persönlichkeitszustände vor, die wiederholt die Kontrolle über das Verhalten der Person übernehmen. Verschiedene Selbstzustände können entweder als teilabgespalten (Kriterium B) oder als vollabgespalten (Kriterium C) erlebt werden.

Teilabgespaltene Selbstzustände (Kriterium B)

Zu Kriterium B (subjektiv erlebte Wahrnehmung als teilabgespaltene Selbstzustände) gehören:

- Hören von Kinderstimmen im Kopf
- innere Dialoge
- zeitweise als nicht zu sich gehörig erlebte Sprache, Gedanken, Gefühle, Verhaltensweisen oder Fähigkeiten
- irritierende Erfahrungen von verändertem Ich-Erleben
- Verunsicherung über das eigene Selbst
- nicht zu sich gehörig erlebte, aber erinnerbare teilabgespaltene Selbst-Zustände, mit denen der Therapeut in Kontakt tritt

Voll abgespaltene Selbstzustände (Kriterium C)

Zu Kriterium C (objektive und subjektive Manifestationen vollständig abgespaltener Selbstzustände) gehören:

- Zeit verlieren
- von anderen beobachtetes Verhalten, an das man sich nicht erinnern kann
- Finden von Sachen im eigenen Besitz, an deren Erwerb man sich nicht erinnern kann
- Finden von (Auf-)Zeichnungen, an deren Anfertigung man sich nicht erinnern kann
- offensichtliche Anzeichen für kürzlich erfolgtes Verhalten, an das man sich nicht erinnern kann
- Entdecken von Selbstverletzungen oder Suizidversuchen, an die man sich nicht erinnern kann.

Diagnosestellung

Finden sich mindestens vier Symptome unter Kriterium A, nicht aber unter B und C, würde man die Diagnose einer einfachen dissoziativen Störung stellen. Werden nur Kriterien A und B erfüllt, handelt es sich um ein Teilbild einer komplexen dissoziativen Störung, das nach den bisher geltenden Kriterien als nicht näher bezeichnete dissoziative Störung diagnostiziert werden würde. Sind alle drei Kriterien A, B und C erfüllt (genauer: vier der sechs A-Kriterien, sechs der 11 B-Kriterien und zwei der sechs C-Kriterien), liegt das Vollbild einer komplexen dissoziativen Störung im Sinne einer dissoziativen Identitätsstörung (frühere Bezeichnung: multiple Persönlichkeitsstörung) vor (vgl. U. Gast: Dissoziative Identitätsstörung, S. 34 ff. In: Psychotherapie der dissoziativen Störungen, Georg Thieme Verlag 2011).

Unterscheidung der Störungsbilder

Ursächliche Zusammenhänge, die eine Unterscheidung der einzelnen Störungen ermöglichen, sind noch Gegenstand der Forschung. In der Regel kommen viele Faktoren zusammen, bevor ein Mensch eine dissoziative Störung entwickelt. Bei einer komplexen dissoziativen Störung kann man davon ausgehen, dass es bereits in den ersten Lebensjahren schwere und anhaltende Traumatisierungen gegeben hat.

Hintergründe der Borderline-Persönlichkeitsstörung

Bei der Borderline-Störung wird eine Störung der Emotionsregulation als das zentrale Problem angesehen. Es wird angenommen, dass die gestörte Gefühlsregulation durch eine biologische Veranlagung und durch bestimmte Umweltbedingungen sowie deren gegenseitige Beeinflussungen entsteht. Ungünstige Umweltfaktoren wirken sich auf ein Kind, das von Geburt an emotional übersensitiv und verwundbar ist, besonders schädlich aus. Umgekehrt kann ein besonders empfindsamer und bedürftiger Mensch in seiner Umgebung auf Ablehnung stoßen. Zahlreiche Untersuchungen haben ergeben, dass ein großer Teil der Patientinnen und Patienten mit einer Borderline-Störung traumatische Erfahrungen in ihrer Kindheit erlitten haben. Fast die Hälfte der Borderline-Patientinnen und -Patienten erfüllt auch die Kriterien einer posttraumatischen Belastungsstörung. Der Zusammenhang ist jedoch nicht zwangsläufig. Nicht jeder Mensch mit einer Borderline-Störung hat in seiner Kindheit ein Trauma erlitten, und umgekehrt können Traumatisierungen auch zu anderen oder auch gar keinen Störungen führen.

Wie lassen sich dissoziative Symptome verstehen?

Dissoziative Symptome, wie Amnesien und Identitätsstörungen, wurden schon im 19. Jahrhundert beschrieben und mit traumatischen Erlebnissen in Verbindung gebracht. Im Zusammenhang mit der Wiederbelebung der Traumaforschung im 20. Jahrhundert wurde Dissoziation als Überlebensstrategie gesehen. Die Fähigkeit zur Dissoziation, die im Kindesalter noch besonders ausgeprägt ist, wird als Überlebensstrategie bei schweren traumatischen Erfahrungen im zwischenmenschlichen Bereich genutzt, um eigentlich unerträgliche Situationen überstehen zu können.

Dissoziation als unwillkürliche Reaktion des Menschen in allen Kulturen auf belastende oder traumatische Erfahrungen kann sich verfestigen und zu großen Beeinträchtigungen führen. Auch bei wenig bedrohlichen Alltagssituationen (z. B. Konflikte in sozialen Beziehungen, die Gefühle von Hilflosigkeit, Angst oder Ohnmacht auslösen) antwortet der Organismus mit dissoziativen Reaktionen (z. B. Erstarrung). Eine sozial kompetente Problemlösung (z. B. sich auseinandersetzen, sich wehren, sich Unterstützung holen) ist dann nicht mehr möglich.

Bei den komplexen dissoziativen Störungen (teil- oder vollabgespaltene Selbstzustände) ist nicht nur das Gedächtnis oder die Wahrnehmung, sondern auch das Identitäts- oder Selbstempfinden betroffen. Traumatische Erlebnisse sind auf verschiedene Persönlichkeitsanteile verteilt, für die bei der dissoziativen Identitätsstörung aufgrund der vollständigen Abspaltung untereinander keine Erinnerung besteht. Die Entwicklung komplexer dissoziativer Störungen erfolgt im Kindesalter als Reaktion auf schwere und anhaltende traumatische Erfahrungen.

Chronisch-komplexe posttraumatische Belastungsstörung

Patientinnen und Patienten mit schweren dissoziativen Störungen zeigen häufig vielfältige zusätzliche Beeinträchtigungen. Die gemeinsame Symptomatik bei schweren dissoziativen Störungen und Borderline-Störungen kann eine chronifizierte posttraumatische Belastungsstörung sein. Man spricht dann auch von einer chronisch-komplexen posttraumatischen Belastungsstörung.

Starke Stimmungsschwankungen. Eine Gemeinsamkeit zwischen komplexen dissoziativen Störungen und Borderline-Störungen sind starke Stimmungsschwankungen, wobei die emotionale Instabilität und starke Impulsivität mit mangelnder Impulskontrolle insbesondere für die Borderline-Störung kennzeichnend sind. Die mangelnde Steuerungsfähigkeit zeigt sich vor allem im Umgang mit Wut. Es kommt zu häufigen unangemessenen Wutanfällen, die zu ständigen Konflikten mit anderen führen.

Selbstschädigendes Verhalten. Dieses ist bei Borderline-Patientinnen und -Patienten ebenfalls Ausdruck der Impulsivität. Selbstverletzungen oder Suiziddrohungen und -versuche sind häufig Reaktionen auf subjektiv erlebte Zurückweisung und Verlassenheitsängste.

Beziehungen. Da Menschen mit einer Borderline-Störung schlecht allein sein können, gehen sie schnell sehr intensive

Beziehungen ein, die nach dem Muster Idealisierung einerseits und Abwertung andererseits verlaufen und deshalb oft von nur kurzer Dauer sind.

Identitätsunsicherheit. Die Identitätsunsicherheit mit einem Gefühl der inneren Leere und Langeweile erklärt die Unfähigkeit, allein zu sein und in Beziehungen die große Angst verlassen zu werden.

Polarisierung der Gefühle. Bei der Borderline-Störung kommt es zu einer Polarisierung der Gefühle mit abruptem Wechsel zwischen den Extremen. Die Spaltung in Gut oder Böse ist ein früher Abwehrmechanismus.

Persönlichkeitsstruktur bei dissoziativen Störungen. Im Gegensatz dazu ist die Persönlichkeitsstruktur bei Patientinnen und Patienten mit einer komplexen dissoziativen Störung reifer und lässt mehr Nuancen in der Beziehungsgestaltung zu. Sie leiden weniger unter dem Gefühl der inneren Leere als vielmehr unter einem inneren Chaos und ständigen inneren Kämpfen. Die Beziehungsgestaltung ist weniger geprägt von den Extremen zwischen Nähe und Distanz, sondern zeichnet sich eher durch eine misstrauische Grundhaltung aus. Größer als die Angst vor Einsamkeit ist die Angst vor erneuten Verletzungen mit häufigem Vermeidungs- und Rückzugsverhalten. Das Auftreten von selbstverletzendem Verhalten hat bei Patientinnen und Patienten mit komplexen dissoziativen Störungen oft die Funktion, einen dissoziativen Zustand zu durchbrechen und sich wieder zu spüren. Selbstverletzungen sind eher schambesetzt und werden verheimlicht, als dass sie demonstrativen Charakter hätten. Die Angst vor Kontrollverlust bezieht sich häufiger auf Erinnerungslücken und wechselnde Persönlichkeitszustände als auf unkontrollierte Wutausbrüche und deren Folgen.

Dissoziation als unwillkürliche Reaktion des Menschen in allen Kulturen auf belastende oder traumatische Erfahrungen kann sich verfestigen und zu großen Beeinträchtigungen führen. Auch bei wenig bedrohlichen Alltagssituationen (z. B. Konflikte in sozialen Beziehungen, die Gefühle von Hilflosigkeit, Angst oder Ohnmacht auslösen) antwortet der Organismus mit dissoziativen Reaktionen (z. B. Erstarrung). Eine sozial kompetente Problemlösung (z. B. sich auseinandersetzen, sich wehren, sich Unterstützung holen) ist dann nicht mehr möglich.

Gemeinsamkeiten und Unterschiede

Unsicherheit im Sozialkontakt. Borderline-Störungen und dissoziativen Störungen gemeinsam ist die große Unsicherheit im Sozialkontakt aufgrund der in beiden Fällen bestehenden Identitätsunsicherheit und Bindungsstörung. Bei Patientinnen und Patienten mit einer dissoziativen Identitätsstörung ist der Wechsel im Selbsterleben viel tiefgreifender, da sie sich wie verschiedene »Personen« verhalten. Bei Borderline-Patientinnen und -Patienten kommen solche massiven Wechsel im Funktionsniveau, im Erinnerungsvermögen und in der Beziehungsgestaltung in der Regel nicht vor.

Depersonalisation und Trancezustände. Patientinnen und Patienten mit einer Borderline-Störung leiden häufig auch unter dissoziativen Symptomen. Insbesondere Depersonalisation und Trancezustände treten relativ regelmäßig auf. Aufgrund der Symptomüberlappungen zu dissoziativen Störungen kann eine ausführlichere Diagnostik sinnvoll sein. In Fragebögen zur Erfassung von Dissoziation findet man in verschiedenen Untersuchungen erhöhte Werte bei Borderline-Störungen. Da Patientinnen und Patienten beider Störungsbilder häufig von schweren Traumatisierungen in der Kindheit berichten, liegen Überschneidungen in der Symptomatik nahe.

Abspaltung von Gefühlen. Bei chronischen posttraumatischen Belastungsstörungen mit den Zeichen einer anhaltenden Übererregung können sich auch im Erwachsenenalter Symptome entwickeln, die als Persönlichkeitsänderungen nach Extrembelastung diagnostiziert werden. Die damit verbundene Abspaltung von Gefühlen ist von den dissoziativen Störungen oft nur schwer abzugrenzen.

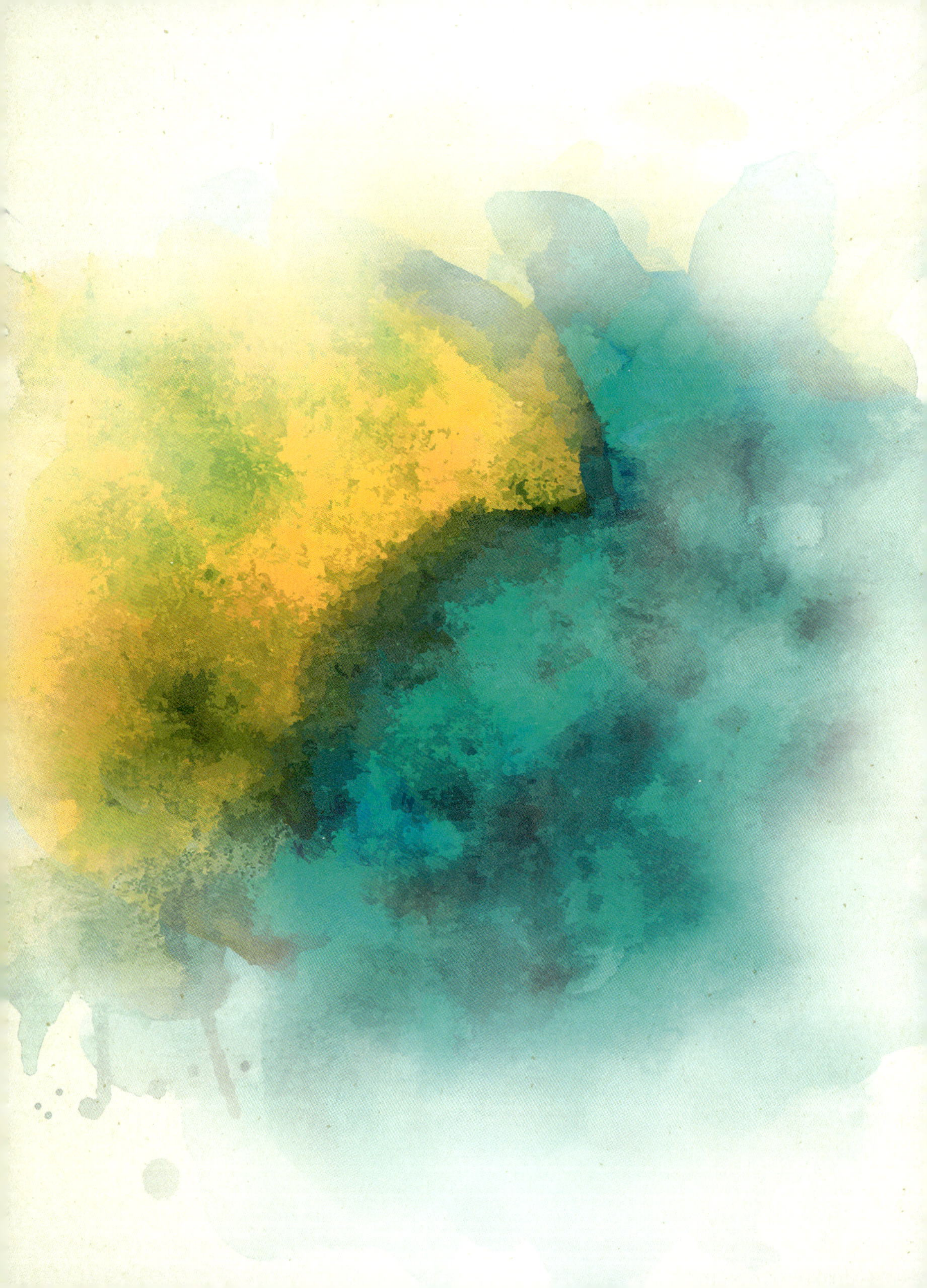

WELCHE BEHANDLUNG IHNEN HILFT

Nun lernen Sie die wichtigsten Behandlungsmöglichkeiten kennen. Das Kernstück ist die traumaadaptierte Psychotherapie mit einem erfahrenen Traumatherapeuten.

Behandlung von Traumafolgestörungen

Wenn festgestellt wird, dass Sie an einer PTBS leiden, werden Sie mit hoher Wahrscheinlichkeit die fachkundige Hilfe einer Therapeutin benötigen, um gesund zu werden.

Psychotherapie

Psychotherapie soll Hilfe zur Selbsthilfe sein. Die Eigenverantwortung bleibt bei Ihnen, Sie sollen Experte für sich selbst werden. Ihre Therapeutin wird Sie mehr durch Fragen als durch fertige Antworten darin unterstützen, Ihre Bedürfnisse besser wahrzunehmen. Selbstfürsorge hat zum Ziel, sich körperlich zu stabilisieren, gesündere Einstellungen zum Leben zu haben und sich besser zu fühlen.

Psychotherapie hat immer zum Ziel, das Wahrnehmen, Erleben und Verhalten flexibler werden zu lassen. Psychische Erkrankung geht häufig einher mit einer Einengung von Wahrnehmungs-, Erlebens- und Verhaltensweisen. Wieder flexibler zu werden, erfordert neben dem Erkennen insbesondere auch das intensive Einüben (und »Automatisieren«) der flexibleren Wahrnehmungs-, Erlebens- und Verhaltensweisen. Um dieses zu erreichen, werden häufig Protokolle und Tagebücher verwendet und therapeutische Aufgaben vereinbart.

Bei der Traumatherapie unterscheiden wir drei Phasen:

1. Stabilisierungsphase. Die Stabilisierungsphase nimmt häufig den größten Raum ein. Je besser es Ihnen körperlich und seelisch geht, desto eher können Sie es verkraften, sich mit belastenden Lebensereignissen zu beschäftigen.
2. Traumabearbeitungsphase. Voraussetzung für die Traumabearbeitungsphase ist daher zwingend die Fähigkeit, traumatisches Material steuern und sich

selbst beruhigen zu können. Bei geglückter Stabilisierung ist es in den meisten Fällen jedoch nicht notwendig oder sinnvoll, die mit traumatischen Erfahrungen verbundenen Gefühle noch einmal intensiv zu durchleben.
3. Integrationsphase. Die Integrationsphase als dritte Phase hat zum Ziel, das Erlebte in seine Lebensgeschichte einzuordnen und Sinnfragen zu klären. Hier geht es um eine gegenwarts- und zukunftsbezogene Neuorientierung.

Die einzelnen Verfahren

Zur Traumatherapie stehen verschiedene Verfahren zur Verfügung:

- kognitive Verhaltenstherapie
- EMDR
- psychodynamische Therapien
- Mischformen, das heißt Kombinationen verschiedener Therapien

Diese Therapierichtungen gelten im Wesentlichen auch für Kinder, müssen dann aber entsprechend modifiziert werden und dürfen nur von einem hierfür speziell in Kinderpsychotherapie ausgebildeten Therapeuten durchgeführt werden.

Wir werden diese Therapieformen weiter unten beschreiben, zunächst wollen wir etwas zur medikamentösen Behandlung sagen, da diese oft am Beginn steht.

Medikamentöse Behandlung

Psychopharmakotherapie kann helfen, ist aber meist nur ergänzend zur Psychotherapie sinnvoll. Die alleinige Behandlung mit Psychopharmaka reicht in der Regel nicht aus.

Es besteht eine besondere Suchtgefahr bei PTBS, da einige Beruhigungsmittel wie z. B. Valium und verwandte Substanzen scheinbar – aber nur kurzfristig – helfen. Auch Alkohol und manche Drogen scheinen zu »helfen«. Diese Hilfe ist aber trügerisch, da sich sehr schnell eine Abhängigkeit entwickeln kann. Seien Sie also vorsichtig und nehmen Sie Valium nur drei bis vier Tage, trinken Sie Alkohol nur in Maßen (gelegentlich ein Glas Bier oder Wein). Bewährt haben sich bisher am meisten die sogenannten Serotonin-Wiederaufnahme-Hemmer (SSRI).

Die Auswahl des Medikaments richtet sich nach den im Vordergrund stehenden Beschwerden. Es folgt eine Medikamentenübersicht über die wichtigsten Substanzklassen und die Schwerpunkte ihrer Anwendung:

Antidepressiva

Die Substanzklasse der Antidepressiva wirkt nicht nur bei Depression, sondern kann auch bei Ängsten, somatoformen Schmerzstörungen, chronischen nicht organischen Schlafstörungen oder zur

> Eine gute therapeutische Beziehung zeichnet sich aus durch klare Grenzen, Sicherheit und Vertrauen. Wichtig ist Aufrichtigkeit auf beiden Seiten. Es hilft Ihnen nicht, wenn Sie sich oder der Therapeutin etwas vormachen. Äußern Sie, wenn Sie sich überfordert fühlen oder wenn Sie andere Ziele haben als die Therapeutin. Der Therapieprozess mit den einzelnen Schritten muss für Sie transparent sein, sonst wird es schwierig mit der Motivation für Veränderungen, die erst einmal Angst auslösen können.

Stimmungsstabilisierung bei Traumafolgestörungen und Persönlichkeitsstörungen eingesetzt werden. Werden Symptome gebessert, kann man sich auch für die Psychotherapie mehr öffnen. Der Vorteil ist, dass es keine Abhängigkeitsentwicklung wie bei den Beruhigungsmitteln gibt.

Depression: Depressive Episoden treten relativ häufig im Zusammenhang mit posttraumatischen Belastungsstörungen, dissoziativen Störungen und Borderline-Störungen auf. Zugrunde liegt eine Störung des Hirnstoffwechsels, die Folge des »traumatischen Stresses« sein kann. Stimmungsstabilisierung und Antriebssteigerung zeigen sich oft erst nach zwei- bis dreiwöchiger regelmäßiger Einnahme des Antidepressivums. Die Anwendungsdauer richtet sich nach der Symptomatik. Zeigt sich nach ca. sechs Wochen nicht der gewünschte Effekt, ist die Umsetzung auf eine andere Wirkstoffklasse möglich. Ist die Stimmung unter der antidepressiven Medikation über mehrere Monate relativ stabil, kann ein Absetzversuch unternommen werden. Dieser sollte wegen der besseren Verträglichkeit ausschleichend erfolgen: Die Dosis wird dabei – individuell abgestimmt – schrittweise reduziert.

Angst- und Zwangsstörungen: Meist dauert es mehrere Wochen, bis die erwünschte Wirkung des Antidepressivums eintritt, die Anwendung in akuten Krisensituationen ist also nicht empfehlenswert. Die wirksame Dosis ist vor allem bei Zwangssymptomen deutlich höher als bei der Depressionsbehandlung.

Schmerzstörungen: Häufiger und starker Schmerz kann zur Entwicklung eines

Schmerzgedächtnisses führen. Schmerz wird sozusagen gelernt und entsprechend stärker und anhaltender wahrgenommen. Klassische Schmerzmittel wirken bei dieser Form von Schmerzstörung oft nicht. Die übermäßige Einnahme von Schmerzmitteln kann die Schmerzsymptomatik sogar noch verstärken. Bewährt haben sich bei anhaltenden somatoformen Störungen trizyklische Antidepressiva (wie z. B. Amitriptylin) in niedriger Dosierung. Anders als klassische Schmerzmittel beeinflussen diese die Schmerzwahrnehmung, der zuvor anhaltende Schmerz kann längerfristig wieder verlernt werden. Aufgrund der niedrigen Dosierung sind Nebenwirkungen geringer ausgeprägt, die Gefahr einer Abhängigkeitsentwicklung besteht nicht.

Schlafstörungen: Klassische Schlafmittel (z. B. Chloralhydrat, Zopiclon) eignen sich nur für die kurzfristige Einnahme (maximal wenige Wochen). Ansonsten besteht die Gefahr einer Abhängigkeitsentwicklung. Sedierend (beruhigend und schlaffördernd) wirkende Antidepressiva können längerfristig zur Behandlung von Ein- und Durchschlafstörungen eingesetzt werden. Die schlaffördernde Wirkung kann, anders als der stimmungsstabilisierende Effekt, unmittelbar genutzt werden, die Gefahr einer Abhängigkeitsentwicklung besteht nicht. Die Dosis liegt niedriger als beim Einsatz als Antidepressivum. Für die Behandlung von Albträumen eignen sich wie für die Behandlung von Schmerzstörungen trizyklische Antidepressiva in niedriger Dosierung, die Einnahme erfolgt abends bzw. zur Nacht.

Neuroleptika

Der klassische Einsatzbereich der Neuroleptika sind Psychosen wie z. B. die Schizophrenie. Neuroleptika regulieren Übererregungszustände, helfen bei emotionaler Überflutung, schirmen ab und beruhigen ohne eine Abhängigkeitsentwicklung.

Akute Angst- und Unruhezustände: Bedarfsweise kann in akuten Krisensituationen die beruhigende und schlaffördernde Wirkung von niedrigpotenten Neuroleptika wie z. B. Promethazin genutzt werden. Die Dosis sollte individuell abgestimmt werden.

Psychoseähnliche oder psychosenahe Zustände: In Situationen mit beginnendem Realitätsverlust und Störungen der Impulskontrolle kann der Einsatz von mittelpotenten Neuroleptika sinnvoll sein (z. B. Perazin, Olanzapin). Die Dauer der Einnahme sollte sorgfältig geprüft werden, da eine langfristige Neuroleptikagabe zu dauerhaften Nebenwirkungen (insbesondere Bewegungsstörungen) führen kann. Hochpotente Neuroleptika werden bei akuten Psychosen, die sich durch Realitätsverlust mit möglicher Selbst- und Fremdgefährdung auszeichnen (z. B. Schizophrenie, Manie, Wahn), gegeben.

Äußere Sicherheit ist die Voraussetzung für eine erfolgreiche Behandlung. Wer sich real bedroht fühlt, kann sich auch durch Selbstberuhigungstechniken (z. B. Imaginationsübungen wie der »Innere gute Ort«) langfristig nicht stabilisieren. Das wäre auch keine sinnvolle Überlebensstrategie.

Selbstverletzungsdruck: Medikamente können in Einzelfällen selbstverletzendes Verhalten reduzieren, der generelle Einsatz ist nicht empfehlenswert. Außer Neuroleptika (z. B. Risperidon als atypisches Neuroleptikum der neueren Generation) können auch Antidepressiva (sogenannte Serotonin-Wiederaufnahme-Hemmer wie z. B. Fluoxetin) wirksam sein. Ein anderer Behandlungsansatz ist die Therapie mit Naltrexon, einem Medikament, das die Wirkung von Opiaten aufhebt. Bei Selbstverletzung werden körpereigene Opiate zur Schmerzstillung freigesetzt, die »high« machen können. Naltrexon blockiert diesen Mechanismus und wird deshalb in erster Linie in der Behandlung drogenabhängiger Menschen verwendet.

Benzodiazepine oder Tranquilizer

Beruhigungsmittel wie z. B. Diazepam wirken schnell angstlösend, beruhigend und muskelentspannend. In der Medizin werden sie deshalb vor Narkosen, vor diagnostischen Eingriffen oder bei akuten Muskelkrämpfen eingesetzt. Notärzte wenden bei akuten Erregungszuständen ebenfalls Benzodiazepine an. Der Einsatz bei Angst- und Panikstörungen sollte sehr zurückhaltend erfolgen. Spätestens nach sechs Wochen regelmäßiger Einnahme entsteht neben der seelischen auch eine körperliche Abhängigkeit mit Entzugserscheinungen bei Absetzen des Tranquilizers. Durch die schnelle angenehme Wirkung mit wenigen Nebenwirkungen, außer der starken Beruhigung mit Einschränkung des Reaktionsvermögens, ist das Abhängigkeitspotenzial hoch. Selbst in akuten Krisensituationen kann der Einsatz von Benzodiazepinen nicht länger als drei Tage empfohlen werden und nur ergänzend zu anderen Maßnahmen.

Phasen der Traumapsychotherapie

Medikamente können wichtig sein, aber sie ersetzen keine Psychotherapie. Sie wirken auch nicht ursächlich. Wenn die Medikamente wieder abgesetzt werden, können die Symptome zurückkehren. Ursächlich wirken die verschiedenen Formen der Traumapsychotherapie. Diese lässt sich in vier Schritte unterteilen.

1. Schritt: für äußere Sicherheit sorgen

Das Allerwichtigste: Stellen Sie eine sichere Umgebung her. Günstig ist, wenn Sie dabei unterstützt werden, so viel Hilfe wie möglich zu organisieren. Vielleicht benötigen Sie juristischen Rat oder Hilfe durch Sozialarbeiter. Scheuen Sie sich nicht, Hilfe in Anspruch zu nehmen. (Am Ende des Buches finden Sie Adressen von Ansprechpartnern. Falls Sie Opfer von Gewalt geworden sind, haben Sie Anspruch auf Hilfen nach dem Opferentschädigungsgesetz.)

Für äußere Sicherheit sorgen heißt, ein traumatisierendes Umfeld zu verlassen (»Welche Menschen tun mir gut, welche schaden mir?«). Es gilt, ein unterstützendes soziales Netz aufzubauen. Dazu können Freunde, Selbsthilfegruppen oder spezifische Hilfe durch professionelle Helfer gehören.

2. Schritt: gut informieren

Den meisten Menschen tut es gut, wenn Sie genau informiert sind, daher haben Sie Anspruch auf Informationsvermittlung. Diese können Sie sich auch selbst mithilfe dieses Buches aneignen.

Wichtig ist, sich klar zu machen, dass das Verhalten, das Sie als störend empfinden, eine wichtige Schutzfunktion hat und eine Reaktion auf Ihre traumatische Erfahrung darstellt, mit der Sie nun ohne Hilfe vermutlich nicht mehr fertig werden.

Es reicht in der Regel nicht, wenn Ihr Hausarzt Sie behandelt, sondern er sollte frühzeitig einen in der Behandlung von PTBS erfahrenen Psychotherapeuten hinzuziehen. (Leider gibt es diese noch nicht überall in ausreichender Zahl, Sie müssen u. U. weite Fahrten auf sich nehmen.)

3. Schritt: traumaspezifische Stabilisierung

Wenn Sie äußerlich in Sicherheit sind, sollte eine traumaspezifische Stabilisierung durch den Psychotherapeuten erfolgen. (Wir gehen weiter unten genauer darauf ein.) Krisen sollten als Erstes aufgefangen werden, und Sie sollten gemeinsam mit Ihrem Behandler anstreben, sich ein Krisenmanagement zu erarbeiten.

Ressourcenorientierte Arbeit wird Ihnen vermutlich am meisten helfen, darunter versteht man, dass alle bisher vorhandenen inneren und äußeren Ressourcen/Kraftquellen aufgespürt und genutzt werden. Distanzierungstechniken und imaginative Verfahren (Seite 86) haben sich ebenfalls bewährt.

4. Schritt: Traumabearbeitung

Der vierte Schritt, insbesondere bei der Behandlung der einfachen PTBS, ist die Traumabearbeitung im engeren Sinn, die wir im Kapitel »Traumakonfrontation« (Seite 80) näher erläutern.

Wann soll ich therapeutische Hilfe suchen?

Nicht jedes traumatische Erlebnis führt zur Traumatisierung. So kann der Tod einer nahestehenden Person oder die Diagnose einer schweren körperlichen Erkrankung in einem stabilen und unterstützenden sozialen Umfeld nach einer gewissen Zeit verkraftet werden. Eine akute Belastungsreaktion klingt nach Tagen, spätestens nach Wochen ab. Die Trauerarbeit nach Verlust einer wichtigen Bezugsperson braucht Zeit, unter Umständen sogar Jahre. Der Begriff »Trauerarbeit« beinhaltet eine Verarbeitung des Verlusterlebnisses.

Kommt es allerdings anhaltend zu sozialem Rückzug, Antriebsmangel und Interessenverlust, ist eine therapeutische Begleitung sicher sinnvoll. Wenn Personen in helfenden Berufen viel Leid miterleben, können sich neben den Symptomen eines »Burnouts« (körperlicher und seelischer Erschöpfungszustand) durchaus auch sekundäre Traumatisierungen einstellen. Wer wiederholt Zeuge von traumatischen Ereignissen ist (z. B. Polizisten, Feuerwehrleute, Rettungssanitäter, Pflegekräfte), kann – auch verzögert – eine posttraumatische Belastungsstörung entwickeln. Manchmal ist es dabei der berühmte letzte Tropfen (z. B. ein Konflikt oder eine körperliche Beeinträchtigung), der das Fass zum Überlaufen bringt. Zur persönlichen Entlastung und zur Vorbeugung sind für gefährdete Berufsgruppen von den Arbeitgebern organisierte regelmäßige Supervisionen durch entsprechend geschulte externe Kräfte sinnvoll. Diese ersetzen jedoch nicht eine ambulante Psychotherapie, wenn sich bereits Traumafolgestörungen (z. B. Wiedererle-

Alfred B.

Wie es mit Alfred weiterging

» *Als Alfred sich darüber klar war, dass er an einer posttraumatischen Belastungsstörung litt, bemühte er sich um eine Behandlung seiner posttraumatischen Störung mittels EMDR (Seite 82). Er konnte nach wenigen Sitzungen eine Besserung seines Befindens, insbesondere seiner Gereiztheit sowie seiner Schlafstörungen, feststellen. Alfred nahm im Verlauf seine alten Kontakte wieder auf und gab das exzessive Trinken auf. Leider verläuft nicht bei allen Patienten nach einem akuten Trauma, aus dem sich nachfolgend eine PTBS entwickelt, alles so rasch in Richtung Heilung, wenn die PTBS erkannt ist, was bei Alfred leider ziemlich lange gedauert hat.* «

ben traumatischer Ereignisse, Schlafstörungen, erhöhte Reizbarkeit, Depression, Ängste, Substanzmissbrauch) zeigen.

Die richtige Therapeutin finden

Achten Sie in den ersten fünf »Probeterminen«, den probatorischen Sitzungen, darauf, ob Sie sich angenommen und wohl fühlen. Die Therapeutin hat die Möglichkeit, sich ein Bild von der vorhandenen Störung zu machen. Stimmt die »Chemie« zwischen Patientin und Psychotherapeutin, kann ein Arbeitsbündnis mit der Festlegung von realistischen Therapiezielen geschlossen werden.

Psychotherapie wird von Ärzten und Psychologen mit psychotherapeutischer Zusatzqualifikation durchgeführt. Die entsprechende Weiterbildung erfolgt an einem staatlich anerkannten Institut, die Bezeichnung »Psychotherapie« ist deshalb geschützt. Für die Bezeichnung »Traumatherapie« gibt es bisher noch keine vergleichbaren Richtlinien. Das heißt, wer Psychotherapie gelernt hat, ist deshalb noch lange nicht für Traumatherapie qualifiziert.

Sie selbst können sich nach den ersten Probesitzungen folgende Fragen stellen:

- Fühle ich mich angenommen und ernst genommen?
- Traue ich mich zu fragen und bekomme ich befriedigende Antworten?
- Gibt mir die Therapeutin ein Gefühl von Sicherheit?
- Fühle ich mich nach den ersten Gesprächen zuversichtlicher?
- Konnte ich mich mit der Therapeutin auf klare Therapieziele einigen? Wie realistisch sind diese?
- Habe ich die Vorgehensweise der geplanten Therapie verstanden?

Wenn Sie diese Fragen bejahen können, kann sich eine tragfähige therapeutische Beziehung entwickeln.

Die Therapeutin können Sie fragen:

- Haben Sie Erfahrung mit traumatisierten Patienten?
- Welchen Eindruck haben Sie von mir?
- Können Sie sich vorstellen, mit mir zusammenzuarbeiten?

Eine gute Therapeutin wird offen auf Ihre Fragen eingehen und auch die jeweiligen Grenzen aufzeigen.

Eine gute therapeutische Beziehung zeichnet sich aus durch klare Grenzen, Sicherheit und Vertrauen. Wichtig ist Aufrichtigkeit auf beiden Seiten. Es hilft Ihnen nicht, wenn Sie sich oder der Therapeutin etwas vormachen. Äußern Sie, wenn Sie sich überfordert fühlen oder wenn Sie andere Ziele haben als die Therapeutin. Der Therapieprozess mit den einzelnen Schritten muss für Sie transparent sein, sonst wird es schwierig mit der Motivation für Veränderungen, die erst einmal Angst auslösen können.

Traumakonfrontation bei einfacher PTBS

Die Therapie der Wahl ist die Konfrontation mit dem auslösenden Trauma mit dem Ziel der Durcharbeitung und Integration unter geschützten therapeutischen Bedingungen.

Erste Voraussetzung für eine Traumakonfrontation ist eine ausreichende Stabilisierung, d. h. kein Täterkontakt. Wenn Sie noch Kontakt zu den Menschen haben, die Ihnen geschadet haben, ist es eine zu große Belastung für Sie, sich mit der traumatischen Erfahrung auseinanderzusetzen. Sie sollten dann erst dafür sorgen, dass Sie in Sicherheit sind.

Die Fähigkeit zur Affektkontrolle und Selbstberuhigung ist ebenfalls nötig, d. h. es sollte Ihnen einigermaßen möglich sein, auch schmerzliche Gefühle zu ertragen, ohne dass Sie dissoziieren müssen und es sollte Ihnen möglich sein, sich selbst immer wieder zu beruhigen, auch wenn Sie sich vorübergehend von Angst, Panik und Schmerz überwältigt fühlen sollten.

Außerdem ist es wichtig, dass Sie sich mit Ihrer Therapeutin wohl und sicher fühlen, dazu gehört u. a. auch die Kompetenz der Therapeuten, Traumakonfrontation durchzuführen. Fragen Sie danach. Klären Sie, wie und mit welchem Ziel Traumabearbeitung durchgeführt werden soll. Sprechen Sie Ängste an. Nehmen Sie sich ernst in Ihrem Bedürfnis nach Sicherheit und Kontrolle. Alle Fachleute auf dem Gebiet der Traumatherapie sind sich einig, dass die herkömmlichen psychotherapeutischen Methoden den Erfordernissen, die sich durch den traumatischen Stress ergeben, angepasst werden müssen, das nennt man Traumaadaptierung.

Fragen Sie, inwieweit Ihr Behandler über spezielle traumatherapeutische Kompetenz verfügt. Traumaadaptierte Verfahren sollten im Rahmen eines Gesamtbehandlungsplanes zum Einsatz kommen. Auch wenn Sie schwer traumatisiert sind, sind Sie mehr als ein Mensch mit einer PTBS. Eine gute Therapie wird individuell mit Ihnen abgestimmt. Es soll nichts mit Ihnen gemacht werden, was Sie nicht verstehen oder nicht wollen.

Das heißt, eine herkömmliche psychoanalytische oder Verhaltenstherapie entspricht nicht den Erfordernissen, aber auch keine herkömmliche Familientherapie, Gestalttherapie, Körpertherapie usw.

Welche Therapieformen haben sich bisher bewährt?

Die im Folgenden aufgeführten Therapieformen sind teilweise traumaspezifisch (z. B. EMDR), während die zu den Richtlinientherapien zählenden Verfahren (verhaltenstherapeutisch, tiefenpsychologisch fundiert, psychoanalytisch) traumaadaptiert eingesetzt werden müssen. Voraussetzung für die Behandlung traumatisierter Menschen ist der Erwerb traumaspezifischer Kompetenzen.

Kognitiv-behaviorale Therapien

Bei dieser Therapieform geht man davon aus, dass sogenanntes dysfunktionales Denken, also nicht hilfreiches oder ungesundes Denken, wesentlich dazu beiträgt, dass wir krank werden oder nicht gesunden können. Der Vorteil dieser Therapie ist, dass das, was wir denken, im Allgemeinen gut zugänglich und einer Bearbeitung zuzuführen ist. Menschen mit einer PTBS neigen dazu, sich für schuldig zu halten, sich zu schämen und ganz allgemein unrealistisch zu denken. Dazu gehört z. B. zu verallgemeinern. Alfred aus unserem Beispiel dachte: »Mir kann sowieso keiner helfen; ich habe alles falsch gemacht; ich bin schuld, mein Leben hat keinen Sinn.«

Prolongierte Exposition (nach Edna Foa)

Prolongiert heißt verlängert, und Exposition heißt so viel wie Konfrontation. Hier geht es darum, sich noch einmal in allen Details an die traumatische Erfahrung zu erinnern und diese Details zu benennen. Die Therapiesitzungen werden auf Tonband aufgezeichnet und müssen dann täglich zu Hause noch einmal gehört werden. In der Verhaltenstherapie geht man davon aus, dass sich durch die mehrmalige Konfrontation mit dem Trauma nach und nach die Gewissheit einstellt, dass alles vorbei ist und dass man jetzt sicher ist. Verhaltenstherapeuten nennen das »Habituation« (Gewöhnung durch Wiederholung).

Imaginary Rescripting (nach Mervin Smucker)

Es gibt auch Mischformen aus kognitiver Therapie und Exposition, wie z. B. Imaginary Rescripting nach Mervin Smucker. Dabei wird sowohl an den Kognitionen gearbeitet, wie auch mithilfe von genauen Vorstellungsbildern eine Exposition durchgeführt.

Psychodynamische Therapien

Psychodynamische Therapieformen zeichnen sich dadurch aus, dass sogenannte unbewusste Vorgänge stärker berücksichtigt werden. Außerdem legen psychodynamische Therapeuten viel Wert auf das Verständnis und die Nutzung der therapeutischen Beziehung ebenso wie auf Einsichtsförderung.

Mehrdimensionale psychodynamische Traumatherapie. Abgekürzt MPTT (entwickelt von Gottfried Fischer). Hier geht es darum, das Trauma und die Traumaverarbeitung, das sogenannte traumakompensatorische Schema, zu verstehen, dem Patienten bewusst zu machen und im Rahmen einer Sicherheit spendenden Beziehung neue Wege aus dem Trauma zu entwickeln.

Psychodynamisch imaginative Traumatherapie. Abgekürzt PITT (entwickelt von Luise Reddemann). Diese Therapie nutzt vor allem die Fähigkeit zur »Imagination als heilsame Kraft«. Patientinnen und Patienten werden angeregt, ihre Vorstellungskraft ganz gezielt zu nutzen, um heilsame Bilder zu entwickeln, die ein Gegengewicht zu den Bildern des Grauens bilden sollen. Vorstellungskraft ist eine natürliche Fähigkeit, über die fast jeder Mensch verfügt. Das wesentliche Prinzip von PITT ist es, Fähigkeiten, die ohnehin vorhanden sind, ganz gezielt zu nutzen. So wird zum Beispiel während der Traumakonfrontation unsere Fähigkeit, uns selbst zu beobachten, therapeutisch gezielt verwendet.

EMDR (nach Francine Shapiro)

EMDR heißt »Eye Movement Desensitization and Reprocessing«. Es handelt sich um ein Therapieverfahren, das Francine Shapiro 1995 erstmalig bekannt gemacht hat. EMDR hat sich insbesondere bei Monotraumata weltweit bewährt.

Im Wesentlichen geht es beim EMDR darum, mittels Augenbewegungen eine beschleunigte Verarbeitung des Traumas im Gehirn anzuregen. Man geht davon aus, dass durch die beidseitige Stimulation rechts und links eine Aktivierung beider Hirnhälften erfolgt. Dabei werden Gedanken, Gefühle und Körpererleben verbunden und nicht mehr abgespalten. Während die Therapeutin ihre Hand vor den Augen der Patientin hin und her bewegt und dadurch Augenbewegungen der Patientin veranlasst, konzentriert sich diese gleichzeitig auf ihre inneren Vorstellungen des Traumas. Die Erfahrung zeigt, dass EMDR dabei helfen kann, die traumatischen Erlebnisse sehr rasch, allerdings auch sehr intensiv, auf gedanklicher, emotionaler und körperlicher Ebene zu durchleben und damit zu verarbeiten.

Vor- und Nachteile der Therapieverfahren

Wie immer im Leben haben alle diese Therapien Vor- und Nachteile: Die traumaadaptierten kognitiven und psychodynamischen Therapien sind sanfter als das EMDR und die Expositionstherapien, am wenigsten Kontrolle über das innere Geschehen hat man beim EMDR, dafür hilft es oft besonders schnell. Erfahrene Therapeuten arbeiten in der Regel integrativ, sie kennen die verschiedenen Therapieformen und setzen sie passend zum richtigen Zeitpunkt ein. Zu wissen, wann was für wen dran ist, ist die wahre Kunst des Traumatherapeuten in der Beziehung zum Patienten.

Was Sie zusätzlich tun können

Alle diese psychotherapeutischen Verfahren gewinnen, wenn man sie ergänzt durch stabilisierende Körpertherapien, denn: »The Body holds the Score« sagt der amerikanische Traumaforscher Bessel van der Kolck, zu Deutsch in etwa: Der Körper vergisst nichts.

Stabilisierende Körpertherapien sind z. B.:

- Qi Gong
- Feldenkrais-Arbeit
- konzentrative Bewegungstherapie
- traumaverarbeitende Verfahren wie Somatic Experiencing nach Peter Levine oder körpertherapeutisch orientierte Traumatherapie nach Babette Rothschild

Was Sie nicht mit sich machen lassen sollten

- Psychoanalytische, tiefenpsychologisch fundierte oder Verhaltenstherapie, die nicht traumaadaptiert ist. Da hilft nur genaues Nachfragen bei der Therapeutin und sich erklären lassen, wie diese arbeitet. Wer das nicht will oder kann, ist vermutlich nicht sehr geeignet für Sie.
- Alleinige Behandlung mit Medikamenten, Verschreibung von Benzodiazepinen (z. B. Diazepam, Bromazepam) länger als 4 Tage.
- Alleinige Traumakonfrontation ohne Einbettung in einen Gesamtbehandlungsplan, also das Angebot der Traumakonfrontation, kaum, dass Sie die Therapeutin kennen (außer Sie fühlen sich sehr stark und kommen sehr gut in Ihrem Leben zurecht, aber selbst dann raten wir zur Vorsicht).

Was noch helfen kann:
- kreative Ausdrucksmöglichkeiten
- soziale Unterstützung
- Einbeziehung von Angehörigen
- berufliche Reintegration
- Opferhilfe (z.B. über den Weißen Ring, Opferentschädigung als Versorgungsleistung nach entsprechender Begutachtung)

Achten Sie auf schonenden Umgang

Früher hatte man die Vorstellung, unsere Seele sei wie ein Dampfkessel, dem es guttut, wenn man dessen Druck ablässt. Man spricht dann von Katharsis, auch das Wort »Herauslassen« wurde in diesem Zusammenhang gebraucht. »Lass deine Angst, deinen Schmerz zu, lass sie raus«, so oder ähnlich wurde das angeregt. Diese Vorstellungen gelten als überholt. Unsere Seele ist ein sehr komplexes, zartes Gebilde und verdient einen schonenden Umgang. Daher:
- Achten Sie darauf, ob Sie gut informiert werden.
- Achten Sie darauf, ob Sie als autonomer und kompetenter Partner behandelt werden.
- Achten Sie darauf, ob Sie in Ihrer Besonderheit als Frau oder Mann wahrgenommen werden. Da Traumatisierungen unserem Körper widerfahren, berührt uns das fast immer auch in unseren Geschlechterrollen, man nennt das Berücksichtigung genderspezifischer Gesichtspunkte.
- Achten Sie darauf, dass Sie sich stabil fühlen und Ihnen dabei geholfen wird, sich immer wieder – wenn nötig – zu stabilisieren.

Falls Sie das wünschen, bestehen Sie darauf, dass die Traumabearbeitung so schonend wie möglich durchgeführt wird. Auch sonst ist es in der Medizin heute üblich, immer schonendere Behandlungsformen zu entwickeln. Es ist nicht erforderlich, noch einmal so schreckliches Leid zu erleben wie damals, um von einem Trauma zu heilen.

Denken Sie daran, dass erfahrene Therapeuten in der Regel mehr als ein Handwerkszeug in ihrem Koffer haben. Wer einseitig nur eine Methode praktiziert, ist wahrscheinlich weniger geeignet, Ihnen zu helfen. Fragen Sie also danach.

Ein guter Gradmesser könnte sein, dass Sie sich gut begleitet und beraten fühlen, ohne dafür »klein« werden zu müssen. Therapie soll stärken, nicht schwächen.

Was sollten Sie mitbringen?

- Sie sollten bereit sein, das Schmerzhafte, das durch das Trauma in Ihr Leben gekommen ist, verändern zu wollen und dabei mitzuwirken. (Die Therapeutin allein kann Ihr Leben nicht ändern.)

- Sie sollten bereit sein, über die Frage der Unterbrechung von Kontakten zu Menschen nachzudenken, die Ihnen geschadet haben oder schaden und später auch, diese Kontakte tatsächlich zu beenden.
- Sie sollten Interesse daran entwickeln, auf möglichst erwachsene Art durchs Leben zu gehen und mit einem erwachsenen Teil in die Therapie zu gehen, der bereit ist, mit der Therapeutin zusammenzuarbeiten.
- Sie sollten also zu einer guten Zusammenarbeit mit Ihrer Therapeutin bereit sein, man nennt das auch das Arbeitsbündnis. Die Eigenverantwortung bleibt bei Ihnen.

Was die Therapeutin mitbringen sollte

Ein gutes Arbeitsbündnis wird entscheidend durch die Haltung der Therapeutin geprägt. Therapeuten sollten zu einer Haltung der »nichtneutralen Abstinenz« oder noch weitergehend der »parteilichen Abstinenz« bereit sein. »Abstinere« bedeutet »sich enthalten von«. In diesem Fall heißt das, die Therapeutin muss auf die Befriedigung eigener Wünsche und Bedürfnisse durch die Therapie bzw. den Patienten verzichten. Ohne Wenn und Aber. Dennoch ist eine fürsorgliche, quasi freundschaftliche Haltung dem Patienten gegenüber gefragt. Parteilich meint die klare Stellungnahme und solidarische Haltung und auch Anerkennung der traumatischen Erfahrungen.

> Wenn ein Therapeut Ihnen sagt, »da waren Sie doch selber beteiligt«, sollten Sie wachsam sein, ob dieser Mensch es gut mit Ihnen meint.

Woran können Sie erkennen, ob Sie gut behandelt werden? Achten Sie während der ersten Gespräche bitte auf folgende Punkte:

- Die Therapeutin sollte freundlich und zugewandt sein, und Sie sollten merken können, dass sie sich um eine hilfreiche Beziehung bemüht.
- Sie sollte Ihnen vermitteln, dass sie an einer Klärung Ihres Auftrags an sie interessiert ist, das heißt, dass sie so genau wie möglich mit Ihnen klärt, was Sie von ihr erwarten.
- Sie sollte die Anamnese – also Ihre Vorgeschichte – erheben, ohne Belastendes hervorzuheben oder Sie durch Betonung schwieriger Themen – zusätzlich zu dem, was Sie ohnehin schon belastet – zu überfordern.
- Sie sollte Ihnen Distanzierungstechniken (wie die beiden folgenden) erklären, wenn Sie über schwierige Themen sprechen.
- Sie sollte Sie nach Stärken und Kraftquellen fragen. Und Ihnen erklären, warum sie das tut.

- Sie sollte sich für Ihre Lebensziele interessieren.
- Sie sollte Ihre Fähigkeit zur Selbstbeobachtung und zu einem verbesserten Selbstmanagement anregen.

Distanzierungstechniken

Folgende Übungen können Sie so oft anwenden, wie Sie wollen, um mehr Distanz zu inneren belastenden Vorgängen zu bekommen.

Innerer Beobachter

Selbstbeobachtung ist etwas Normales. Wir alle tun es ständig, sonst wüssten wir nicht, dass wir da sind. Im Fall dieser Übung wird die Selbstbeobachtung nur etwas stärker und bewusster in den Blick genommen. Sie konzentrieren sich also darauf, dass Sie fähig sind, sich selbst zu beobachten und nehmen dann so genau wie möglich wahr, was da jetzt gerade ist, z. B.: »Da ist Peter, dem tut das Knie weh, er ist verzweifelt, er denkt, mir kann sowieso keiner helfen.« Wenn Sie das so machen, werden Sie merken, dass Sie mehr Distanz zu dem, was gerade ist, bekommen.

Bildschirm

Auch diese Technik hilft bei der Distanzierung. Diesmal stellen Sie sich vor, dass die inneren Bilder auf einem äußeren Bildschirm sind. Mithilfe einer imaginären Fernbedienung können Sie nun stoppen oder das Bild kleiner machen, die Farbe herausnehmen, den Ton etc. Das gibt Ihnen Kontrolle.

Traumakonfrontation bei komplexer PTBS

Bei komplexen Traumafolgestörungen geht es darum, aus dem Überlebensmodus ins Leben zu kommen, wofür Erfahrungen von Sicherheit und Vertrauen essenziell sind.

Voraussetzungen, die Sie kennen sollten

Über die Voraussetzungen zu traumakonfrontativer Arbeit gibt es leider auch unter Fachleuten allerhand Unkenntnis. So denken sowohl Therapeuten wie Patienten, dass man nach wenigen Stunden Therapie oder sogar schon während der ersten Sitzungen traumakonfrontativ behandeln kann, wenn ein Trauma eine Rolle spielt. Dies trifft häufig bei einfacher PTBS zu, gilt aber nicht bei komplexer PTBS.

Das sollten Sie prüfen:

1. Bin ich fähig, belastende Gefühle auszuhalten, ohne zu dissoziieren?
2. Bin ich fähig, mich selbst zu beruhigen und mich selbst zu trösten?

Diese beiden Kriterien sind leicht zu prüfen, und Sie sollten sie ernst nehmen.

Wenn Sie über diese Fähigkeiten nicht verfügen, werden Sie mit hoher Wahrscheinlichkeit von traumakonfrontativer Arbeit im günstigsten Fall nicht profitieren, im ungünstigen Fall wird es Ihnen danach schlechter gehen. Wir sehen leider recht häufig Patientinnen und Patienten, deren Zustand sich verschlechterte.

Wenn es geschehen sollte, dass in Ihrer Therapie zu schnell Traumakonfrontation gemacht wurde, so müssen Sie sehr wahrscheinlich hinterher mehr Zeit investieren, damit es Ihnen nach der Konfrontation wieder besser geht. Traumabearbeitung sollte nur durch entsprechend qualifizierte Psychotherapeuten erfolgen.

Der Nutzen wird oft überbewertet

Viele Patienten (und Therapeuten) überschätzen den Wert und den Nutzen von Traumakonfrontation. Wir haben seit Jahren beobachten können, dass Patientinnen und Patienten, die lernen und fühlen können, dass sie jetzt in Sicherheit sind, häufig gar keine Traumakonfrontation mehr wollen oder brauchen. Patientinnen und Patienten überschätzen Traumakonfrontation vermutlich deshalb, weil man heute oft hört, »es ist gut, darüber zu reden« und »über alles zu reden«.

Das hat in gewisser Weise häufig seine Berechtigung. Leider gilt dies aber für Menschen mit komplexen posttraumatischen Belastungsstörungen nicht uneingeschränkt. Dies hat mit der Dissoziation traumatischer Erfahrungen zu tun. Sie können sich vorstellen, dass Erinnerungen zu einem Ereignis von unserem Gehirn nur dann abgespeichert werden können, wenn alles, was zusammengehört, auch zusammen ist, etwa wie ein Puzzle, das vollständig zusammengesetzt ist. Wenn die einzelnen Puzzleteile aber mal hier mal dort »herumfliegen«, kann keine Speicherung erfolgen. Diese Puzzleteile kann man nicht durch »Darüberreden« zusammensetzen, sondern durch eine Arbeit, in der Zusammenhänge berücksichtigt werden, wie sie im BASK-Modell beschrieben sind.

Die Konfrontation mit dem Trauma ist eine Maßnahme unter vielen anderen und hat in den seltensten Fällen Vorrang. In jedem Fall sollte die Behandlung traumaadaptiert sein!

Das BASK-Modell

Dieses Modell, das von dem amerikanischen Psychotherapeuten Bennett Braun stammt, gibt eine hilfreiche und einfache Orientierung für die Traumakonfrontation. Ausgehend von dem Wissen um Dissoziation hat Braun vorgeschlagen, darauf zu achten, dass die folgenden Bereiche zusammengefügt werden:

- das Verhalten – B(ehavior)
- die Gefühle – A(ffect)
- das Körpererleben – S(ensation)
- die Gedanken – K(ognition)

Wenn es gelingt, diese Bereiche zu integrieren und die Dissoziation aufzuheben, ergibt sich daraus Erleichterung und das Gefühl, dass das Trauma vorbei ist.

Sich »inneren Trost« geben

Des Weiteren ist es unerlässlich, dass nicht nur das Trauma aufgedeckt – die Wunde aufgerissen wird– sondern, dass auch anschließend heilsame Bilder – quasi ein Verband mit einer heilsamen Salbe – zur Anwendung kommen. Wir nennen das »inneren Trost«. Beschäftigen Sie sich mit traumatischen Erfahrungen und gelingt es Ihnen nicht, sich danach selbst zu trösten und zu beruhigen, geht es Ihnen schlechter als vorher.

Schließlich ist es wichtig, dass Sie sich nicht in der Vergangenheit verlieren, sondern dass die Gegenwart und die Zukunftsorientierung das Wichtigste für Sie bleiben.

Wann schadet Traumakonfrontation?

Lediglich bei Menschen mit einem Monotrauma und einer nicht komplexen posttraumatischen Belastungsstörung ist die Konfrontation mit dem traumatischen Ereignis die sinnvollste Behandlung. Aber selbst hier geht es nicht ohne ausreichende Stabilität und daher also meist nicht ohne Stabilisierung.

Den Zusammenhang zu traumatischen Erfahrungen herzustellen, heißt nicht unbedingt Traumakonfrontation, sondern lediglich, um das Trauma zu wissen. Es verbietet sich traumakonfrontative Arbeit auch bei körperlicher Erkrankung, weil dann die Schutzmechanismen, die jemand dringend braucht, um mit der Erkrankung fertig zu werden, zusätzlich geschwächt werden. Weiterhin sind belastende äußere Ereignisse, wie z. B. Trennungssituationen, eine Kontraindikation, d. h. ein Grund, keine Konfrontation zu machen. Auch hier brauchen Sie Ihre ganze Kraft für die Bewältigung des äußeren Ereignisses.

Früher dachten wir etwa so: Wenn ein Mensch sich im jetzigen Leben schwertut, und das hängt mit traumatischen Erfahrungen zusammen, bearbeitet man am besten das Trauma, weil damit dann Kräfte frei werden zur Bewältigung der aktuellen Probleme. Leider hat sich das als Irrtum herausgestellt.

Therapie der Wahl bei den meisten Traumafolgeerkrankungen ist eine um-

Wann darf Konfrontation nicht angewandt werden?

Wenn eine der folgenden Störungen oder Beschreibungen auf Sie zutrifft, sollten Sie keine Traumakonfrontation zulassen, weil sie (zurzeit) mehr schaden als nützen würde:

- Psychose
- Suizidalität
- schwere körperliche Erkrankungen
- instabile psychosoziale Situation
- mangelnde Fähigkeit, mit Gefühlen umzugehen, z. B. wenn man dauernd »ausflippt« und das nicht unter Kontrolle hat
- anhaltende schwere Dissoziationsneigung
- unkontrolliertes autoaggressives Verhalten
- mangelnde Distanzierungsfähigkeit zum traumatischen Ereignis

fassende, auf die Persönlichkeit zugeschnittene und alle Störungen mitberücksichtigende Behandlung.

In vielen dieser Fälle empfehlen sich weiterhin stabilisierende Maßnahmen, ggf. medikamentöse Behandlung sowie sozialpsychiatrische Interventionen, als da sind:

- soziale Unterstützung,
- Einbeziehung von unterstützenden Angehörigen und
- berufliche Reintegration/Existenzsicherung.

Bei vielen schwer traumatisierten Patientinnen und Patienten ist eine Kombination aus Psychotherapie, Pharmakotherapie und sozialpsychiatrischen Interventionen unerlässlich.

Als überholt gelten

- die Anwendung nicht traumaadaptierter Verhaltenstherapie oder psychodynamischer Verfahren,
- alleinige Pharmakotherapie und
- alleinige Traumakonfrontation ohne Einbettung in einen Gesamtbehandlungsplan.

Sorgen Sie für Ihre innere Sicherheit

- Sie sollten ausführlich über die verschiedenen Möglichkeiten der Traumakonfrontation informiert sein, und es sollte in einem gemeinsamen Prozess zwischen Ihnen und Ihrer Therapeutin über die Technik entschieden werden.
- Achten Sie darauf, dass Sie mit der Technik mithilfe eines positiven Beispiels oder einer neutralen Erfahrung vertraut gemacht werden. Selbst wenn man nicht alle Elemente der Technik damit vermitteln kann, weil es spezifische, nur dem Schutz dienende Anteile darin gibt, ist das Vertrautmachen mit der Technik mittels einer positiven oder neutralen Erfahrung deshalb so wichtig, weil es Ihnen hilft, ein Gefühl von Kontrolle zu haben.
- Es sollte genügend Zeit eingeplant sein, das heißt wenigstens zwei Zeitstunden. Dies ist besonders wichtig, damit genügend Zeit vorhanden ist, damit Sie sich wieder ganz im Hier und Jetzt zurechtfinden können und Zeit haben, sich zu trösten. Etwa ein Drittel der Gesamtzeit sollte dafür eingeplant sein. Eine kontrollierte Arbeit an vorher definierten Ausschnitten der traumatischen Erfahrung ist oft hilfreicher als zu viel traumatisches Material auf einmal.
- Das Ereignis, das verarbeitet werden soll, sollte so genau wie möglich eingegrenzt sein, d. h. es sollte besprochen sein: »Womit beginnen wir die Arbeit«, und »An welcher Stelle wird das Trauma zu Ende sein.« Selbst wenn sich das später ändert, ist es erst einmal wichtig, dass Sie wissen, es gibt einen Anfang und ein Ende.

Welche Verfahren eignen sich zur Therapie?

Die wichtigsten Verfahren für die Traumakonfrontation bei komplexen posttraumatischen Belastungsstörungen sind diejenigen, die besonders schonend sind, und die Ihnen stets ausreichend Kontrolle ermöglichen. Dazu gehören zum einen kognitive Ansätze, zum anderen psychodynamische wie die mehrdimensionale psychodynamische Traumatherapie MPTT (Seite 82) und die psychodynamisch imaginative Traumatherapie PITT (Seite 82).

EMDR kann eingesetzt, aber nur in sehr modifizierter Form angewendet werden. Fragen Sie Ihre Therapeutin, ob diese das können. Leider ist es nicht selten, dass Therapeuten gerade mal einen oder zwei Kurse in EMDR gemacht haben und dann meinen, sie könnten komplexe Traumafolgestörungen behandeln. Das ist in der Regel nicht der Fall!

Traumakonfrontation wird gelegentlich überbewertet. Sie kann bei einfachen Traumafolgestörungen hilfreich sein, darf aber niemals zu früh oder als alleinige Methode eingesetzt werden. Traumakonfrontation kann schaden oder im Therapieverlauf überflüssig werden.

Worauf Sie achten sollen

Täterkontakt

Wenn Sie noch Kontakt zu einem oder mehreren Tätern haben, schadet Ihnen Traumakonfrontation.

- Es darf keine Taten mehr geben.
- Passiver Täterkontakt: Es gibt keine Taten mehr, aber es besteht enger Kontakt zum Täter. Beispiel: Eine Tochter, die vom Vater sexuell ausgebeutet wurde, pflegt diesen heute, da er alt ist. Er behelligt sie seit Jahren nicht mehr, dennoch fühlt sich die Patientin in seiner Gegenwart unwohl. Eine solche Konstellation ist meist hochproblematisch und hinderlich für eine Stabilisierung, was in der Therapie unbedingt thematisiert werden sollte.

Beziehungssicherheit

Dies bedeutet ein gutes Arbeitsbündnis zwischen Patientin und Therapeutin, das von einem gewissen Vertrauen getragen ist. Bei stark idealisierender oder negativer Übertragung wird empfohlen, diese erst zu bearbeiten. Traumakonfrontation setzt aber auch eine kompetente und in den angewandten Verfahren erfahrene oder gut supervidierte Therapeutin voraus! Auch dies ist Teil der Beziehungssicherheit.

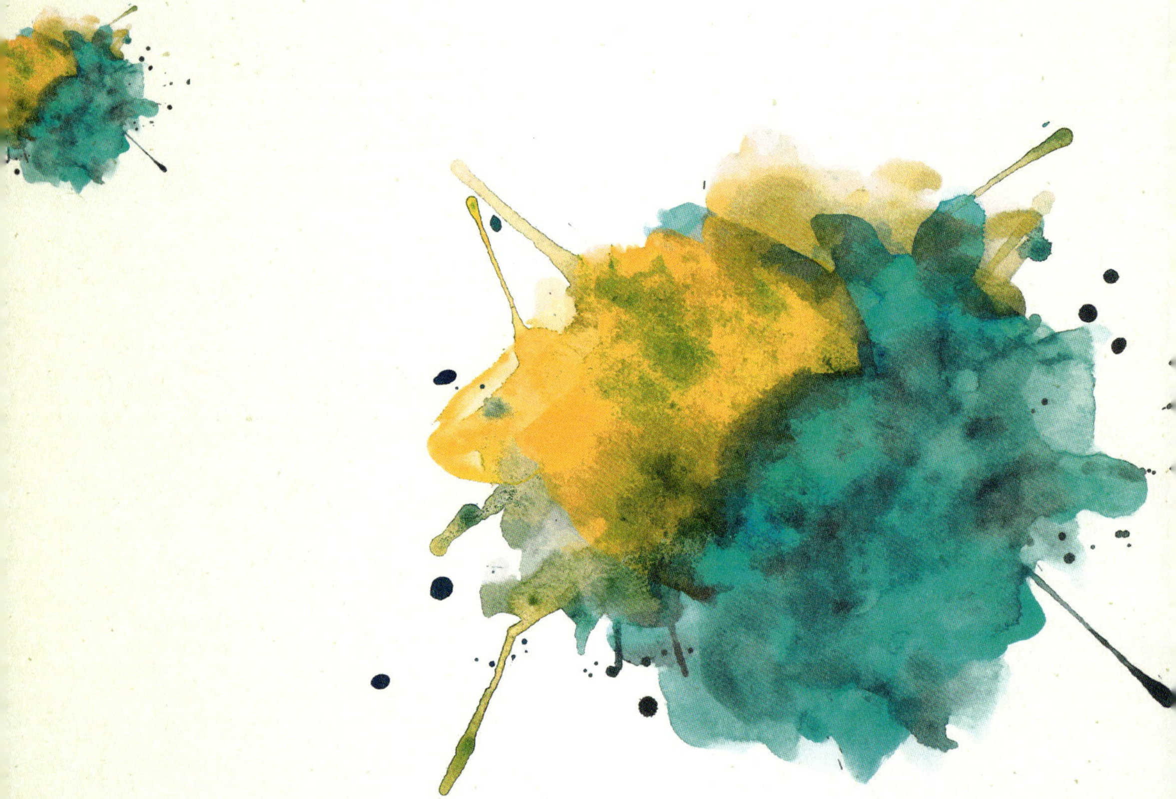

UMGANG MIT FOLGESTÖRUNGEN

Es gibt viele Möglichkeiten, sich selbst zu helfen, wenn man z. B. unter Angst und Panik leidet. Wir zeigen, was Sie tun können, und geben Therapiebeispiele.

Was hilft bei Angst und Panik?

Traumatisierte Menschen leiden häufig unter Angst. Diese Angst wird meist als sehr quälend und vor allem überwältigend erlebt. Man fühlt sich dabei total hilflos, was vielleicht das Schlimmste ist.

Fühlen Sie sich oft ängstlich und hilflos?

Krisenhafte Zuspitzungen, bei denen Angst im Vordergrund steht, haben meist eine längere Vorgeschichte, d. h. genau genommen gehören sie in die Vergangenheit. (Auch was gestern geschehen ist, ist bereits Vergangenheit.) Das wird uns noch beschäftigen.

Die Person, die jetzt an das schreckliche Ereignis denkt, ist nicht genau dieselbe wie die, die das Ereignis erlitten hat. Sie können sich vorstellen, dass Sie die Person, die Sie damals waren, in den Arm nehmen und trösten. Zum Beispiel: »Ich weiß, das war ganz schrecklich, was du da erlebt hast. Du hast dein Bestes gegeben. Jetzt ist alles vorbei.«

Den meisten Menschen hilft es, sich auch bewusst zu machen, dass es viel Gutes und Freudemachendes in ihrem Leben gibt und sich das immer wieder vorzustellen, ohne dass das Schreckliche geleugnet wird. Es empfiehlt sich, sich immer wieder die eigenen Selbstheilungskräfte bewusst zu machen. Wenn einem dazu nichts einfällt, kann es helfen, andere zu fragen: »Was denkst du,

Aufgrund einer traumatischen Erfahrung Angst zu haben ist normal. Es ist wichtig, sich das immer wieder zu sagen. Jedoch ist das Leben mehr als dieses schreckliche Ereignis.

was klappt bei mir gut, was kann ich, wann habe ich mich gefreut, was weißt du von mir, was ich gut kann …?«

Es hilft auch zu merken, dass einem andere etwas zutrauen und dann zu schauen, ob man nicht doch mutiger ist, als man jetzt gerade denkt.

Anna R.

Die Folgen eines Banküberfalls

Anna erscheint als eine extrem ängstliche und schüchterne junge Frau. Ihr Blick ist gesenkt, fast während des gesamten Gesprächs schaut sie die Therapeutin nicht an. Mit meist gewrungenen Händen und unruhigen Bewegungen der Füße erzählt sie ihre Geschichte: »Ich war schon immer ängstlich und schüchtern. Als Kind habe ich meist still für mich gespielt. Meine Eltern haben das nie verstanden, sie sagten oft, ›spiel' doch auch mal mit anderen Kindern‹. Aber das konnte ich beim besten Willen nicht. Warum ich Bankangestellte wurde, weiß ich auch nicht. Mein Vater arbeitet auch bei einer Bank und hat mir dazu geraten. Glücklich bin ich damit aber nie gewesen. Eigentlich wollte ich studieren, aber das habe ich mir nicht zugetraut. Ich komme einigermaßen in der Bank zurecht und die Kollegen sind auch o.k.

Ich habe dauernd Angst und kann keinen Schritt mehr alleine gehen

Doch vor vier Wochen ist unsere Bank überfallen worden. Alles ging sehr schnell. Vor meinen Augen hat der Räuber einen Kollegen erschossen. Zwar hat die Polizei recht schnell eingegriffen, da ein anderer Kollege doch den Alarm bedienen konnte, aber dieses Bild von meinem Kollegen, das geht mir nicht mehr aus dem Kopf.« Während sie dies erzählt, zittert Anna und beginnt zu schluchzen. Nachdem sie sich etwas gefasst hat, fährt sie fort: »Ich habe jetzt dauernd Angst, dass mir etwas passiert. Ich kann nicht mehr aus dem Haus gehen. Hierher habe ich es auch nur mit meiner Mutter geschafft. Ich kann keinen Schritt mehr alleine gehen. Nachts träume ich vom Überfall und werde dabei selbst erschossen. Dann wache ich schweißgebadet auf. Das geht nun schon die ganze Zeit so. Ich weiß nicht, wie es weitergehen soll.

Distanzierung

Um Anna rasch zu helfen, da sie sich in größter Not fühlt, zeigen wir ihr zunächst einmal einige einfache Distanzierungstechniken. Wir raten ihr, sich auf ihren Körper zu konzentrieren, z. B. ihre Füße, und zu spüren, dass die Füße Kontakt mit dem Boden haben. Dann bitten wir sie, sich bewusst zu machen, dass jeder Mensch im Prinzip mehr ist, als das, was er gerade erlebt. Sie ist also mehr als ihre Angst und: Sie kann sich selbst beobachten und wahrnehmen, dass da Anna ist, die Angst hat.

Was Sie bei Angst tun können

- Konzentrieren Sie sich auf Ihren Körper. Nehmen Sie achtsam irgendeinen Teil Ihres Körpers wahr, z. B. können Sie sich wie ein Baby auf Ihre Finger oder Zehen konzentrieren und diese genau betrachten.
- Sie können sich auch auf den Kontakt Ihrer Füße mit dem Boden konzentrieren.
- Beobachten Sie sich dabei, wie Sie Angst haben. Sagen Sie sich: »Ich kann mich beobachten, wie ich Angst habe, deshalb bin ich mehr als meine Angst.«
- Fragen Sie sich: »Wer in mir hat diese Angst? Bin ich das, die erwachsene Person von heute oder ist das ein ›jüngeres Ich‹?«
- Falls ja, können Sie Ihr jüngeres Ich beruhigen, ihm deutlich machen, wo Sie jetzt sind, welche Zeit jetzt ist und dass jetzt alles in Ordnung ist.
- Wenn Ihr jüngeres Ich Grund hat, Angst zu haben, z. B. weil es etwas Schlimmes erlebt hat, hilft es ihm, wenn Sie ihm sagen, dass Sie seine Not und Angst verstehen.
- Das, was den meisten Menschen am besten hilft, ist, wenn jemand mit ihnen Mitgefühl hat.
- Tun Sie etwas, was Ihnen Freude macht oder Sie beruhigt. Nichts ist hilfreicher als Dinge zu tun, die man gerne tut, die einem vertraut sind und Sicherheit vermitteln.

Wenn Sie Panik haben

Panik ist sehr häufig im Zusammenhang mit traumatischen Erfahrungen zu beobachten. Ängste und Panik treten häufig auch gemeinsam oder nacheinander auf.

Nachdem wir mit Anna (Seite 95) das Überfalltrauma durchgearbeitet hatten, tauchte etwas Neues auf: Eine äußerst gewaltsame Mandeloperation, bei der sie von vier Erwachsenen festgehalten wurde, um eine Spritze zu bekommen. Traumatisierungen durch medizinische Eingriffe sind nicht selten Traumatisierungen in der Kindheit. Anna hatte die

Erinnerungen im Lauf der Pubertät so weit verdrängen und verarbeiten können, dass sie scheinbar keine Probleme mehr damit hatte. Die erneute Traumatisierung hatte dann allerdings die alten unaufgelösten Probleme wieder aktiviert. Diese tauchten zunächst als Panikattacken auf.

Was Sie bei Panik tun können

Bewegen Sie sich. Wenn Ihre Panik mit einer traumatischen Erfahrung zusammenhängt, dann konnten Sie vermutlich eines nicht: sich bewegen. Daher hilft es vielen Menschen, wenn sie in Bewegung kommen.

Anna z. B. konnte als kleines Kind in der Situation der Operation rein gar nichts tun. Sie war ausgeliefert. Selbst wenn sie sich gewehrt hätte, was manche Kinder natürlich versuchen, sie schreien und schlagen um sich, hätte ihr das nichts genutzt.

Gewöhnen Sie sich ein Bewegungsprogramm an, z. B. könnten Sie regelmäßig joggen, walken, schwimmen. Falls Sie doch in Panik geraten, hilft es Ihnen, dann auf dieses Programm zurückzugreifen. Sie sind damit schon vertraut.

Gehen Sie ähnlich vor wie bei der Angst, d. h. machen Sie sich bewusst, dass Sie jetzt hier in Sicherheit sind. Sagen Sie sich laut, wo Sie sind, wer bei Ihnen ist und um welche Zeit es sich handelt. Die Orientierung im Hier und Jetzt mag Ihnen simpel erscheinen, sie ist aber sehr wirksam.

Außerdem ist es hilfreich, wenn Sie folgende Punkte beachten:

- Üben Sie sich bei Panik noch mehr darin, zu beobachten.
- Denken Sie daran, dass Sie mehr sind als Ihre jeweiligen Gefühle.
- Vertrauen Sie den Kräften der Selbstheilung und forcieren Sie nichts.

Selbstmanagement und Selbstberuhigung

Gerade bei Angst und Panik ist es wichtig, dass Sie so schnell wie möglich wieder die Fähigkeit zum Selbstmanagement und zur Selbstberuhigung aktivieren. Das Konzept des weisen Unbewussten kann Ihnen dabei helfen, davon auszugehen, dass jeder Mensch, auch wenn er noch so schlecht dran ist, über gesunde Anteile verfügt, auf die er zurückgreifen sollte. Von Goethe gibt es den Satz »Wär' nicht das Auge sonnenhaft, die Sonne könnt' es nie erblicken.«

Trauen Sie sich viel mehr zu, als Sie es bisher gewohnt sind. Sie bekommen auch Hilfe, wenn es Ihnen nicht ganz so schlecht geht. Gute Ärzte und Therapeuten freuen sich mit Ihnen über Ihre Fähigkeiten.

Übrigens hat uns die Bindungsforschung darüber belehrt, dass Menschen lebenslang sichere Bindungen brauchen, um sich wohl zu fühlen, und dass diese Bedürfnisse keinesfalls neurotisch sind.

Holen Sie sich Hilfe, aber erlauben Sie sich trotzdem auch, auf Ihre innere Weisheit zu lauschen.

Clara M.

Clara entdeckt ihre innere Weisheit

» *Sie ist eine viel jünger und mädchenhaft wirkende Frau Anfang 50, die einen sehr verzweifelten Eindruck macht. Ihre Panikzustände haben, so berichtet sie, im Laufe einer Therapie vor 10 Jahren begonnen, als sie sich eingehender mit ihrer Lebensgeschichte befasst hatte. Seither ringt sie mehr oder weniger stark um ihre Fassung. Sie hat auch einige stationäre psychiatrische Therapien hinter sich und jetzt eine Psychoanalyse, die aber bald beendet sein wird. Sie vermutet, dass es ihr in letzter Zeit deshalb so schlecht geht, weil sie häufig ihre Mutter besucht, die wegen einer beginnenden Alzheimer-Erkrankung im Krankenhaus ist. Sie mache sich viele Sorgen, wie alles weitergehen soll.*

Gegen ihre Angst hilft ihr, sich abzulenken. Wenn sie Sport treibt, geht es ihr besser. Manchmal hilft auch ein lustiger Film.

Durch die Behandlung entdeckt sie ihre innere Weisheit, die sie sich als eine Eule vorstellt. Die weise Eule hilft ihr, das Bild von zwei liebevollen alten Menschen zu finden, die ihr inneres Kind, das voller Angst und Panik ist, an die Hand nehmen. «

Wenn die Therapie Verdrängtes aufwühlt

Manchmal kommt es vor, dass es Ihnen während einer Therapie schlechter geht und dass dann dissoziative Phänomene zu beobachten sind. So war das auch bei Clara aus unserem Beispiel. Immer wenn sie begann, sich genauer zu erinnern, »ging sie weg«, wie sie selbst das nannte.

Das veranlasste uns zu der Vermutung, dass hier ein Traumahintergrund vorliegen könnte. Viele Menschen haben keine genaueren Erinnerungen an ihre Kindheit. Diejenigen, die »normale« konflikthafte Belastungen erlebt haben, sind aber in der Regel eher erleichtert, mehr über ihre Kindheit in Erfahrung zu bringen. Wenn Sie in einer laufenden Psychotherapie bemerken, dass Sie durch Fragen nach biografischen Ereignissen in Panik geraten oder dissoziatives Verhalten auftaucht oder beides, ist die Vermutung eines Zusammenhangs mit einem Trauma gerechtfertigt, aber nicht bewiesen.

Es könnte passieren, dass Sie während der Therapie oder nach der Therapie dekompensieren, d. h., dass es Ihnen viel schlechter geht. Die Dekompensation außerhalb der Therapie hat aber häufig mit etwas innerhalb der Therapie zu tun. Es kann sein, dass Ihre Schutzmechanismen nicht mehr so stabil sind, sodass angst- und panikmachendes Erinnerungsmaterial nahe ins Bewusstsein gelangt.

Clara meint, sie sei schon immer ein schwieriger Mensch gewesen. An ihre Kindheit hat sie nur wenige Erinnerungen. Den Vater beschreibt sie als extrem gewalttätig, er war sogar wegen versuchten Totschlags längere Zeit im Gefängnis. Die Mutter erinnert sie stets als depressiv. Clara tut sich schwer damit, Freunde zu finden. Sie scheint sich daran gewöhnt zu haben, es wie Amélie im Film »Die fabelhafte Welt der Amélie« zu halten: Versteck zu spielen und niemanden an sich heranzulassen. Zum Beispiel spricht sie manchmal tagelang kein Wort. Es fällt ihr einfach nichts ein, sagt sie. Sie fühlt sich oft ganz leer. Als sie sich schließlich doch auf einen Mann eingelassen hat, war das kurzfristig wunderbar, doch dann zog er sich zurück. Seither sind die Panikattacken da, die Ausdruck ihrer Verlassenheitsangst sind. Und wenn sie diese nicht mehr aushält, »geht sie weg«. Das geschieht jetzt allerdings auch schon, wenn sie nur befürchtet, sie könnte eine Panikattacke bekommen.

Panik als Schutz gegen Dissoziation

Es ist bekannt, dass Menschen sich mit »allem vor allem« schützen können. Ein weit verbreitetes Verhalten ist, sich vor Angst durch Aggression zu schützen oder auch das Umgekehrte. So kann man sich auch vor dissoziativen Phänomenen mit Angst und Panik schützen, auch wenn das absurd klingt. Es kommt nur darauf an, was jemand für das Schlimmere hält. Manchen scheint demnach Angst und Panik immer noch »leichter« aushaltbar als Derealisation und Depersonalisation. Das sind allerdings keine bewussten Entscheidungen.

Lena S.

Angst als Selbstschutz

» *Lena sucht Hilfe, weil sie seit Tagen nicht mehr schläft und häufig Panikattacken hat. »Ich kann nicht mehr alleine sein, eine Freundin ist zurzeit bei mir. Es geht mir schlecht, seitdem ich mich von meinem Mann getrennt habe. Diese Trennung war absolut notwendig. Aber ich leide ganz schrecklich unter dem Alleinsein. Meine Ehe war ein Horror. Mein Mann hat mich nach Strich und Faden ausgebeutet und betrogen. Ich hätte mich schon längst trennen müssen, aber ich hatte so viel Angst davor, dass ich es lange nicht geschafft habe. Und jetzt, wo es mir so schlecht geht, frage ich mich doch wieder, ob es nicht ein Fehler war, sich zu trennen. Mein Kopf sagt natürlich, dass es richtig war. Ich will immer alles 150-prozentig richtig machen. Aber dann mache ich doch immer wieder alles falsch und bin sauer auf mich, dass ich es nicht schaffe.«*

Lena findet heraus, dass sie sich mit ihren Ängsten davor schützt, ganz in Verzweiflung zu versinken und sich selbst zu verlieren. «

Was tun bei Dissoziation?

Dissoziation bedeutet das Abspalten von verschiedenen Wahrnehmungsbereichen. Unwissen bei Ärzten und Therapeuten erschwert die richtige Diagnosestellung und angemessene Therapie.

Woran erkennen Sie Dissoziation?

Während eines Gesprächs werden Sie unerreichbar, Ihr Blick geht ins Leere oder wird starr, andere haben den Eindruck, Sie seien »wie weggetreten«. Viele Menschen reagieren auf solches Verhalten spontan, indem sie die andere Person laut ansprechen: »He, hörst du mir eigentlich überhaupt zu?« oder so ähnlich.

Vielleicht ist es auch schon vorgekommen, dass Sie »wie aus heiterem Himmel« anfangen zu schreien oder ein anderes auffälliges Verhalten zeigen, insbesondere aggressives Verhalten, und waren ebenfalls dann nicht mehr erreichbar bzw. Sie erscheinen anderen wie unerreichbar.

Schließlich könnte es auch geschehen, dass Sie sich quasi in einen anderen Menschen verwandeln. Andere sagen Ihnen, dass Sie einen veränderten Gesichtsausdruck, veränderte Gestik und Haltung, veränderte Sprache und Sprechweise haben. Es könnte auch sein, dass Sie häufig unter Kopfschmerzen leiden und das Gefühl haben, in Ihrem Kopf gibt es Streit. Vielleicht beobachten Sie auch, dass Sie in Ihrem Tagebuch verschiedene Schriften finden und Sachen lesen, von denen Sie sicher sind, dass Sie sie geschrieben haben müssen, sich aber nicht daran erinnern.

Es könnte auch vorkommen, dass Sie erleben, wie Sie neben sich stehen, nichts fühlen, sich selbst und die Welt als fremd erleben. Diese veränderte Wahrnehmung

Machen Sie sich klar, dass Sie solche Übungen sehr oft wiederholen müssen, bis Sie Bahnen in Ihrem Gehirn schaffen, die irgendwann so breit sind wie »Autobahnen«. Wenn Prozesse sich automatisieren, wird es leichter.

kann Ängste auslösen, weil sie nicht kontrollierbar erscheint.

Als dissoziatives Verhalten kann man auch Flashbacks betrachten. Dann klagen Menschen über sie bedrängende Bilder, Gefühle und auch andere Sinneswahrnehmungen, die sehr quälend erlebt werden. Bei Flashbacks sind die Mandelkerne aktiviert, das sogenannte »heiße Gedächtnis«. Damit verbundene Gefühle von Angst, Ohnmacht und Hilflosigkeit werden wieder erlebt wie in der früheren traumatischen Situation. Um diesen Erinnerungszuständen nicht hilflos ausgeliefert zu sein, ist es sinnvoll, die Auslöser zu identifizieren.

Die achtsame Wahrnehmung der Situation im »Hier und Jetzt« ermöglicht eine Unterscheidung von der früheren traumatischen Situation. Durch Realitätsprüfung kann man lernen, sich selbst zu beruhigen. Dissoziation kann durch äußere Sinnesreize gestoppt werden. Beispiele sind die Wahrnehmung des Bodenkontaktes, Kältereize (z. B. Eiswürfel, kaltes Wasser), körperliche Bewegung, Selbstmassage (z. B. mithilfe eines Igelballs) oder ein intensiver, aber nicht unangenehmer Duft.

Selbstbeobachtung bei Dissoziation

Ziel ist die Wahrnehmung im Hier und Jetzt. Es geht dabei um die bewusste Selbstbeobachtung und Selbstwahrnehmung ohne Bewertung. Wenn Sie bei sich eine dissoziative Reaktion bemerken, wenn Sie also merken, dass Sie »abdriften«, Sie nicht mehr ganz da sind, Sie sich weniger spüren, dann versuchen Sie einen Moment innezuhalten. Mit Übung und vielleicht auch therapeutischer Unterstützung können Sie lernen, folgende Fragen zu beantworten:

- In welcher Situation habe ich mich befunden, bevor ich zu dissoziieren begann?
- Was habe ich körperlich und seelisch gerade gefühlt?
- Was ist das Letzte, woran ich mich erinnern kann?
- Ich wusste, dass ich dissoziierte, weil:
  - ich z. B. hin und her schaukelte, mich wie im Nebel spürte, Kopfschmerzen bekam;
  - ich z. B. aufhörte zu sprechen, klar zu denken, Blickkontakt aufzunehmen;

- ich anfing, mir Gedanken zu machen, dass ich sterben könnte, dass man den Menschen nicht trauen kann, dass ich nie etwas richtig mache.
- Was habe ich versucht zu vermeiden?
- Was hätte ich stattdessen tun können?

Wenn Sie im Verlauf der Zeit diese Fragen zunehmend beantworten können, können Sie dissoziatives Verhalten besser kontrollieren und haben mehr Steuerungsfähigkeit. Sie fühlen sich nicht mehr so hilflos und ausgeliefert und kommen in eine aktivere Rolle.

Dissoziative Amnesie

Im folgenden Beispiel von Sophie kann es sich um eine, wenn auch kurze, amnestische Phase handeln. Vielleicht haben Sie gelernt, mit diesem Verhalten so umzugehen, dass Sie es verleugnen und bagatellisieren. Aber vielleicht hat Ihnen Ihre Umgebung schon häufiger rückgemeldet, dass Sie oft nicht »richtig« da sind. Sie selbst aber bemerken das eigentlich gar nicht richtig.

Es ist wichtig, sich klar zu machen, dass dissoziatives Verhalten bis hin zu dissoziativen Störungen zunächst eine Schutzfunktion hat, um körperlich und seelisch Unerträgliches aushaltbar zu machen. Später »triggern« dann Situationen, die in irgendeiner Weise an die belastende Situation erinnern, das dissoziative Verhalten. Dieses wiederum wird aber selbst zum Trigger, indem es Inhalte, die etwas mit dem Trauma zu tun haben, näher ins Bewusstsein bringt.

Sophie M.

Sophie dissoziiert beim Geruch älterer Männer

» *Für Sophie, eine Frau Mitte 30, sind diese Zustände des Nicht-richtig-da-Seins sehr unangenehm. Sie erlebt sie, wenn sie als Krankenschwester bestimmte ältere Männer, deren Geruch ihr unangenehm ist, waschen und pflegen muss. Kolleginnen haben sie darauf aufmerksam gemacht, dass sie manchmal fast automatenhaft wirke. Sie selbst erzählt, davon nichts zu wissen. Das Einzige, was sie wisse, sei, dass ihr der Geruch unangenehm wäre. Sie hält ihr Verhalten für unpassend, denn das gehört ja nun mal zu den Aufgaben einer Krankenschwester und sie übt ihren Beruf gerne aus.* «

Bei jeder Frage nach ihrer Kindheit »taucht« sie weg

» *Obwohl Sophie mit diesen Zuständen in letzter Zeit zunehmend Probleme hatte, kommt sie aktuell wegen Suizidgedanken und depressiver Verstimmungen in die Sprechstunde. Während der ersten Sitzung fällt ihr »Weggehen« rasch auf und wird von der Therapeutin angesprochen. Der Therapeutin war besonders aufgefallen, dass dieses Wegtauchen bei jeder Frage nach der Lebensgeschichte, insbesondere der Kindheit von Sophie, geschieht. Die Therapeutin benennt ihre Beobachtungen und spricht auch von dissoziativem Verhalten, dessen Sinn sie dann auch sofort erklärt.* «

Dissoziation als Schutz

» *Es trete auf bei Menschen, die extrem Belastendes erlebt hätten und würde dann leider bei einigen Menschen fortbestehen, auch wenn die unangenehme Situation nicht mehr gegeben sei. So werde das ursprünglich Sinnvolle zum Problem. Dem stimmt Sophie zu und erwähnt, dass ihre Kindheit und Jugend bis zu dem Zeitpunkt, als sie mit 14 Jahren ins Internat gekommen sei, sehr gewaltsam gewesen sei. Sie weiß wenig Details, empfindet aber sofort Horror und Angst, wenn sie auch nur daran denkt. Sie will darüber nicht sprechen.*

Im Weiteren erzählt Sophie, dass sie Konflikten meist aus dem Weg geht. Sie rechnet eigentlich fast ständig damit, von anderen angegriffen und abgelehnt zu werden, sie kann sich kaum vorstellen, dass ihr jemand wohlgesonnen ist. «

Was Sie bei Dissoziation tun können

Folgende Beispiele können Ihnen helfen, sich zu »erden« und sich wieder im Hier und Jetzt zu orientieren:

- Machen Sie sich bewusst: »Dies ist ein dissoziativer Zustand«, er geht vorüber, wie alles andere auch.
- Machen Sie sich klar: »Dieses Verhalten geschieht, weil es mich ursprünglich geschützt hat, jetzt brauche ich es nicht mehr, ich habe andere Möglichkeiten.«
- Finden Sie eine Formel wie: »Ich bin jetzt erwachsen und sicher.« Sagen Sie diesen Satz laut zu sich selbst.

- Halten Sie Ihre Augen geöffnet und spüren Sie den Boden unter Ihren Füßen.
- Halten Sie ein Stofftier oder einen anderen für Sie angenehmen Gegenstand. Nehmen Sie diesen Gegenstand achtsam wahr.
- Aktivieren Sie sich durch etwas Kaltes (z. B. Eiswürfel oder fließendes kaltes Wasser über Arme oder Gesicht).
- Hören Sie beruhigende oder »erdende« Musik.
- Machen Sie sich den Unterschied klar zwischen damals und jetzt. Sagen Sie laut, welches Datum heute ist, wo Sie sich gerade befinden, wie alt Sie sind.
- Schaffen Sie sich einen »inneren sicheren Ort«, an den Sie sich in Ihrer Vorstellung begeben können.
- Atmen Sie bewusst. Nehmen Sie achtsam wahr, wie Sie ein- und ausatmen. Atmen Sie mit geöffneten Augen, konzentrieren Sie sich etwas mehr aufs Ausatmen. Spüren Sie die Atembewegungen mit Ihren Händen.
- Machen Sie etwas, was Ihre Aufmerksamkeit erfordert und Ihre Sinne aktiviert: Lesen Sie oder betrachten Sie ein Bild, hören Sie Musik, berühren Sie einen Stein, riechen Sie den Duft einer Blume oder eines Aromaöles, schmecken Sie bewusst Rosinen, Sonnenblumenkerne oder etwas Würziges.
- Bewegen Sie sich: Gehen Sie spazieren, schütteln Sie sich aus, stampfen Sie mit den Füßen, tanzen Sie.
- Machen Sie etwas mit den Händen: Schreiben, Malen, Gartenarbeit, Puzzeln, Handarbeiten oder Ähnliches.
- Nehmen Sie eine Dusche und konzentrieren Sie sich auf den Kontakt des Körpers mit dem Wasser.
- Haben Sie Mitgefühl mit sich selbst. Sie verdienen einen liebevollen Umgang mit sich selbst.
- Sorgen Sie dafür, dass Sie sich mit Menschen umgeben, die Ihnen wohl tun und von denen Sie sich nicht bedroht fühlen.
- Wenn Sie dessen sicher sind, können Sie sich sagen: Ich bin jetzt mit XX zusammen, ich weiß, dass er/sie es gut mit mir meint. Wenn ich jetzt dissoziiere, hat das mit alten Geschichten/Filmen zu tun. Ich bin jetzt in Sicherheit.
- Stellen Sie sich vor, dass Sie alles, was Sie aus der Vergangenheit belastet, in einen Safe packen. Dort soll es Sie vorerst nicht mehr stören. Wenn Sie traumatisches Material bearbeiten wollen, können Sie es gezielt heranholen.

Machen Sie sich klar, dass Sie solche Übungen sehr oft wiederholen müssen, bis Sie Bahnen in Ihrem Gehirn schaffen, die irgendwann so breit sind wie »Autobahnen«. Wenn Prozesse sich automatisieren, wird es leichter.

Machen Ihnen Gefühle Angst?

Viele Menschen, die traumatische Erfahrungen gemacht haben, haben gelernt, dass es gefährlich ist zu fühlen. Daraus haben Sie abgeleitet – was meist unbewusst geschieht – dass es besser ist, gar nicht mehr zu fühlen.

Machen Sie sich daher bewusst, dass nicht zu fühlen ursprünglich ein Schutz war, den Sie würdigen sollten. Heute aber sind Sie erwachsen und deshalb können Sie lernen, nach und nach wieder Gefühle zuzulassen.

Es hilft Ihnen aber nicht, wenn Sie sich zum Fühlen und Gefühle haben zwingen. Das ist Gewalt, die Sie gegen sich selbst wenden. Und Gewalt ist Gewalt, ob sie nun von außen oder von innen kommt.

Lassen Sie sich von niemandem zwingen, Gefühle zuzulassen. Ihr Organismus weiß besser, was für Sie zu einem gegebenen Zeitpunkt geht und was nicht.

Erlauben Sie sich vielleicht, ein kleines bisschen zu fühlen und erfahren Sie, dass nichts Schlimmes geschieht. Das wird Ihnen Mut machen, nach und nach mehr Gefühle zuzulassen.

Gehen Sie immer von der Gegenwart aus. Wenn Sie sich im Hier und Jetzt sicher fühlen, können Sie mehr Wahrnehmung zulassen. Sie können Ihre Aufmerksamkeit auf Ihre Umgebung richten (z. B. einen schönen Gegenstand), wenn Ihnen die Wahrnehmung Ihrer Person oder Ihres Körpers zu nah oder zu bedrohlich erscheint. Probieren Sie aus, was Ihnen angenehm ist.

Was hilft noch?

Wenn Sie ein Trauma erlitten haben, haben Körper und Geist gelitten. Wenn Sie die Bedürfnisse von Körper und Geist wahrnehmen, können Sie sich dabei helfen, sich wieder sicher zu fühlen.

Was Ihr Körper braucht

Das gelingt am leichtesten, wenn Ihr Körper erleben kann, dass seine Bedürfnisse jetzt geachtet werden. Achten Sie daher genau auf Ihre Bedürfnisse. Nehmen Sie sie ernst und machen Sie sich Gedanken, wie Sie sie erfüllen können.

- Sie helfen Ihrem Körper am wenigsten, wenn Sie ihn zu etwas zwingen.
- Ihr Körper braucht Bewegung.
- Vielleicht braucht Ihr Körper Ruhe. Das ist oft erst dann möglich, wenn er sich ausreichend bewegen konnte.
- Finden Sie heraus, was Sie am liebsten tun möchten.
- Wenn Sie es herausgefunden haben: Tun Sie es, und wenn es Freude macht, tun Sie es oft.
- Essen Sie Dinge, die Ihnen schmecken, und nehmen Sie sich Zeit fürs Essen.
- Finden Sie heraus, was sich gut anfühlt: Düfte, Klänge, Musik, Bilder. Tun Sie etwas damit: Hören Sie Dinge, die Ihnen Freude machen. Schauen Sie sich Schönes, Erfreuendes an.
- Falls Sie damit etwas anfangen können: Gehen Sie in einen Sportverein oder in eine Gruppe, die Yoga macht, Qi Gong oder Vergleichbares.
- Egal, was Sie tun, es sollte Ihrem Körper wohltun.
- Manche Menschen tun gerne einfache Dinge, wie z. B. Fenster putzen. Wenn Sie das Gefühl haben, dass Ihnen das hilft, tun Sie es.
- Das Wichtigste ist vermutlich, dass Sie etwas tun und damit eine aktive Rolle einnehmen.

Hilfreicher Umgang mit Schmerzen

Da der Körper sich erinnert, haben Menschen nach Traumatisierungen häufig Schmerzen, die Erinnerungen sind oder Folge der anhaltenden Stressreaktion mit Daueranspannung. Es ist verständlich, dass Sie sich bei häufigen Schmerzen Sorgen machen, Ihr Körper könnte krank sein, daher ist es auch sinnvoll, sich untersuchen zu lassen. Aber nicht andauernd. Damit erreichen Sie nichts.

»Sprechen« Sie mit Ihrem Körper. Sagen Sie ihm, dass Sie wissen, dass er Sie erinnern will, damit Sie alles zu einem guten Ende bringen. Nehmen Sie sich einen Moment der Ruhe, in dem Sie Ihren Körper fragen, was er jetzt am meisten braucht. Geben Sie diesen Bedürfnissen nach.

Wie kann ich mit meiner Sucht umgehen?

Viele Ärzte und Psychotherapeuten wissen aus Erfahrung, dass Suchtpatienten traumatisierte Patienten sein können, jedoch wird dem Thema »Sucht und Trauma« in Deutschland bis jetzt wenig Aufmerksamkeit geschenkt. Auch in bedeutenden Lehrbüchern der Psychiatrie und Psychotherapie wird darüber nur sehr wenig gesagt. An der Universität Hamburg forscht Professor Krausz seit Jahren mit seinen Mitarbeitern zu diesem Thema und kommt, ähnlich wie der amerikanische Forscher Vincent Felitti, zu dem Schluss, dass Traumatisierungen in der Kindheit Risikofaktoren für eine spätere Suchterkrankung darstellen.

Leon T.

Leon leidet unter Migräne

» *Dieser Patient ist ein sehr erfolgreicher Geschäftsmann. Aber immer wieder legt ihn eine Migräne lahm. Häufig ist er auch über die Maßen gereizt und geht wegen Kleinigkeiten an die Decke. Er beschreibt sich selbst als ehrgeizig. Er berichtet davon, dass er in der Kindheit viel geschlagen und gedemütigt worden sei. Aber das sei doch normal, so etwas komme ja überall vor und er glaube nicht, dass ihm das geschadet habe.*

In der Therapie wird er nach und nach entdecken, wie sehr das Kind in ihm, das verletzt und gedemütigt wurde, noch präsent ist. Wohl unser aller Streben geht dahin, alles zu einem guten Ende zu bringen. So gesehen ist jedes Problem, das wir haben, ein Versuch, uns selbst zu heilen. «

Felix D.

Die Traumaerinnerungen mit Alkohol betäuben

» *Felix hatte schon als Kind Suizidgedanken. Sein ganzes Leben litt er an Depressionen. Er hat Krieg, Flucht und Vertreibung als Kind erlebt. Er wurde extrem sadistisch erzogen. Der Vater war ein überzeugter Nazi und verlangte von seinen Kindern »hart wie Kruppstahl« zu sein. Ein der Familie nahestehender Mann missbrauchte den Jungen zwischen dem 3. und 6. Lebensjahr. Als der Junge versuchte, dies seinen Eltern zu erzählen, wurde er als Lügner bezeichnet und zur Strafe schwer misshandelt. Später hatte er viele Konflikte mit Vorgesetzten, und deshalb hat er häufig seine Arbeitsverhältnisse »geschmissen«.* «

Jetzt ist er Mitte 60.

Im Alter brachte der Alkohol immer weniger Erleichterung

» *Mit 16 Jahren hat er angefangen Bier zu trinken und bald merkte er, dass er, wenn er betrunken war, sich besser fühlte und die quälenden Erinnerungen nachließen. So entwickelte er sich zum Spiegeltrinker, der nie massiv auffällig geworden war. Nun, im Alter, konnte er aber seinen depressiven Stimmungen immer weniger entrinnen und auch der Konsum von Alkohol brachte immer weniger Erleichterung. Dazu kamen jetzt Probleme mit dem Herzen, ein zu hoher Blutdruck und eine vergrößerte Leber, sodass ihm seine Ärzte dringend rieten, den Alkoholkonsum einzustellen.*

Felix hat einige Psychotherapien und Alkoholentzugsbehandlungen gemacht. Den Alkohol hat er jeweils nur kurzfristig aufgeben können. In den Psychotherapien war es überwiegend um seine Autoritätsprobleme gegangen, die Traumatisierungen erschienen ihm, je älter er wurde, umso lebendiger. Sie aber waren bisher überhaupt nicht Gegenstand einer Therapie. «

Sucht als Selbstheilungsversuch

Den Zusammenhang zwischen frühkindlichen Traumatisierungen und einer späteren Suchterkrankung hat der Südtiroler Dichter Norbert C. Kaser eindrucksvoll beschrieben. (Die Schreibweise wurde wie im Original belassen.)

» *Der balg mußte heimlich auf großmutters befehl in brixen zur welt kommen & wurde bei den grauen schwestern belassen … diese nonnen ließen mich tagelang in nassen windeln liegen bis mein kleiner hintern fleischig war & man mich nach kastelruth in pflege gab.* «

Kurz vor seinem Tod mit nur 31 Jahren – er starb an einer alkoholbedingten Leberzirrhose – schrieb er dieses Gedicht:

» *ich krieg ein kind*
ein kind krieg ich
mit rebenrotem kopf
mit biergelben fueßen
mit traminergoldnen haendchen
& glaesernem leib
wie klarer schnaps
zu allem lust
& auch zu nichts
ein kind krieg ich
es schreiet nie
lallet sanft
ewig sind
die windeln
von dem kind
feucht & naß
ich bin ein faß «

Dies ist ein bewegendes Beispiel für frühkindliche Vernachlässigung und deren psychische Folgen, die ebenfalls, ähnlich wie im Beispiel von Felix, mit Alkohol zu »heilen« versucht wurden. Die Verwendung von Suchtmitteln kann als ein Selbstheilungsversuch verstanden werden. Norbert Kaser macht das sehr deutlich.

Neben diesen in der Kindheit traumatisierten Menschen gibt es auch den zu viel trinkenden Feuerwehrmann oder Polizisten, der die vielen Schreckensbilder, denen er im Laufe seiner Berufstätigkeit begegnen musste, zu »ertränken« versucht oder Menschen, die in schwere einmalige traumatische Ereignisse, z. B. Verkehrsunfälle, verwickelt waren und danach »wurde alles anders und nichts war mehr wie zuvor«.

Auch diese Menschen neigen oft dazu, mithilfe des Suchtmittels einen Ausweg zu suchen. Die Wörter Sucht und Suche haben vielleicht miteinander zu tun.

Wenn Sie wissen, dass Sie traumatisiert sind, sollten Sie sich genau informieren, wenn Sie eine Behandlung Ihrer Sucht ins Auge fassen. Kliniken, die mit harten konfrontativen Methoden arbeiten, werden Ihnen vermutlich nicht helfen können.

Daraus ergibt sich die Notwendigkeit, durch Therapie nicht zusätzlichen Stress zu verursachen. Es wird zu klären sein, ob die in erster Linie konfrontativen therapeutischen Verfahren bei Patienten mit Traumafolgestörungen und Sucht noch vertretbar sind. Das Wissen über traumatischen Stress und die klinische Erfahrung legen nahe, dass diese Vorgehensweisen ungünstig, wenn nicht sogar schädlich sind.

Bei in der Kindheit mehrfach traumatisierten Patienten wird man immer davon ausgehen müssen, dass eine Behandlung längere Zeit in Anspruch nehmen wird. Die Berücksichtigung des traumatischen Stresses und die Würdigung des erlebten Leides führen also nicht unbedingt zu verkürzten Behandlungszeiten, jedoch zu einer verbesserten Lebensqualität nach relativ kurzer Zeit.

Felix D.

Die Behandlung nach dem 3-Phasen-Modell

» *Felix wurde nach dem 3-Phasen-Modell der Traumatherapie behandelt. Zunächst wurde mit ihm an innerer Stabilität im Sinne von Selbstberuhigung und Affekttoleranz gearbeitet, erst danach erfolgte eine vorsichtig dosierte Auseinandersetzung mit den Traumata.*

Dabei wurde stets beachtet, dass der Patient seine erwachsene Kompetenz behielt, d. h. wir arbeiteten nach dem Motto: Zwei Erwachsene arbeiten an den Problemen des verletzten Kindes. Das bedeutet, dass einem funktionierenden Arbeitsbündnis viel Aufmerksamkeit gewidmet wurde. Die Einsicht, dass die inneren Spannungszustände, die jeweils mit Alkohol betäubt worden waren, mit dem verlassenen Kind in ihm zusammenhingen und wie er dieses Kind beruhigen konnte, führten zu einer eindrucksvollen Veränderung von Felix, dessen Suchtdruck dadurch erheblich nachließ. «

Die Arbeit mit dem »verletzten kindlichen Ich« nahm Felix den Suchtdruck

» *Konkret wurde mit ihm an seinen Auseinandersetzungen mit Autoritätspersonen, die sich auch in der Klinik bald wiederholten, gearbeitet. Er wurde gefragt, ob er sich vorstellen könne, dass er hier etwas wiederhole, das ihm dazu diene, den Schmerz, den er als Kind gefühlt hatte, wenn der Vater ihn misshandelt habe bzw. der Freund der Familie ihn missbraucht habe, nicht zu fühlen.*

Als er dies bejahte, wurde ihm vorgeschlagen, sich diesen Jungen vorzustellen und ihn einzuladen, an einen guten, sicheren Ort mit ihm zu kommen. Das heißt, wir konzentrierten uns nicht auf seine Konflikte innerhalb der Klinik. Nachdem Felix gelernt hatte, das Kind in sich zu beruhigen und zu trösten, konnten die frühen Traumata behutsam bearbeitet werden. «

Felix lernt, sein »inneres Kind« zu beruhigen und zu trösten

» *Er teilte nach ca. einem Jahr brieflich mit, dass es ihm besser gehe und er nicht mehr getrunken habe, er wünschte sich eine weitere Aufnahme zur Bearbeitung weiterer traumatischer Erlebnisse, da seine Schlafstörungen noch nicht ganz verschwunden waren.* «

Was Ihnen hilft, wenn Sie ein Suchtproblem haben

Wissen Sie etwas darüber, dass Sie traumatische Erfahrungen insbesondere in der Kindheit gemacht haben? Haben Sie schon einmal mit jemandem darüber gesprochen? Weiß Ihr Hausarzt davon und von Ihrer Sucht? Vielleicht haben Sie Angst davor oder Sie schämen sich, über dies alles zu sprechen. Das ist Ihr gutes Recht.

Vielleicht könnte es aber einen Versuch wert sein, sich einmal anzuvertrauen, ohne dass Sie dies vertiefen. Vielleicht so, als wäre es die Geschichte von jemand anderem. Tatsächlich sind Sie ja heute ein anderer Mensch. Sie sind erwachsen. Dennoch lebt in Ihnen dieses verletzte Kind weiter und möchte vielleicht wahrgenommen werden.

Sie können auch versuchen, sich zunächst innerlich in eine beobachtende Position zu begeben, etwas, was jeder Mensch kann und ohnehin, wenn auch meist nicht bewusst, tut. Aus dieser beobachtenden Position heraus können Sie dann Ihre Geschichte erzählen. Auf keinen Fall sollten Sie sich zwingen, möglichst emotionsgeladen über die belastenden Ereignisse zu erzählen. Damit ist die Gefahr der Retraumatisierung allzu groß.

Vielleicht waren Sie schon einmal in einer Gruppe, in der der Vorwurf erhoben wurde, Sie seien nicht genügend »offen«. Dabei werden Ihre besonderen und notwendigen Schutzmechanismen ignoriert und dagegen sollten Sie sich verwahren. Eine solche Gruppe tut Ihnen sehr wahrscheinlich nicht gut.

Hilfe bei Selbsttötungsgedanken

Aus der Traumaforschung ist bekannt, dass so gut wie jeder Patient mit einer Traumafolgestörung irgendwann im Leben Selbsttötungsgedanken hatte und womöglich auch Selbsttötungsversuche durchgeführt hat. Unsere klinische Erfahrung bestätigt das. Einem oft unerträglich erscheinenden Leben ein Ende bereiten zu können, scheint für viele eine tröstliche Vorstellung.

- Häufig tritt am schnellsten Entlastung durch Psychopharmaka ein, und wir bitten Sie, diese nicht abzulehnen.
- Suchen Sie daher ärztliche Hilfe.
- Wie steht es um Ihre äußere Sicherheit? Es gilt, zuerst äußere Sicherheit zu schaffen, dann alles Weitere. Wer kann Ihnen dabei helfen?
- Suchen Sie Hilfe, geben Sie bitte nicht auf.
- Fragen Sie sich, ob es einen Teil gibt, der sterben will und einen anderen, der leben will. Was braucht der Teil, der sterben will, damit er zu leben bereit ist?
- Versuchen Sie, für den Teil, der sterben will, einen guten Ort in der Vorstellung zu schaffen.
- Stärken Sie die Teile, die leben wollen.
- Nehmen Sie sich vor, dass Sie das wenigstens für gewisse Zeit versuchen wollen und prüfen Sie dann, wie es um Ihre Selbsttötungsgedanken steht.

Verletzen Sie sich selbst?

Selbstverletzung ist, insbesondere bei Menschen, die in der Kindheit traumatisiert wurden, häufig. Leider ist Selbstverletzung heutzutage auch so etwas wie eine Mode. Nicht jedes selbstverletzende Verhalten ist ein Zeichen für ein zugrunde liegendes Trauma. Selbstverletzungen hat es schon immer gegeben, z. B. waren sie früher – und manchmal auch heute noch – religiös motiviert. Piercings und Tätowierungen können ebenfalls selbstverletzenden Charakter haben.

Selbstverletzung kann dazu dienen, sich von innerem Druck zu entlasten. Ein berühmtes literarisches Beispiel ist die Klavierspielerin von Elfriede Jelinek. Hier handelt es sich um eine junge Frau, die in einer emotional missbräuchlichen Beziehung mit ihrer Mutter lebt, aus der sie sich nicht befreien kann. Jelinek beschreibt sehr eindrucksvoll, wie die junge Frau, wenn sie das Blut fließen sieht oder sich Schmerz zufügt, wieder zur Ruhe kommt.

Selbstverletzung nimmt vorübergehend den Druck

Das erscheint paradox. Jedoch lässt sich dieses Verhalten auf verschiedene Weise verstehen und erklären. Zum Beispiel kann es einfacher sein, sich selbst Schmerz zuzufügen, weil man dabei immer noch die Kontrolle hat, als sich Schmerz zufügen zu lassen. Die Sehnsucht der Klavierspielerin nach einer einfühlsamen Mutter wurde nie befriedigt, sodass man sich vorstellen kann, dass in ihr dieses vernachlässigte Kind weiterlebt und dauernd auf Liebe hofft. Von diesem Druck entlastet sich die Erwachsene dadurch, dass sie sich selbst wehtut. Natürlich hilft das immer nur vorübergehend. Weil es aber vorübergehend entlastet, kann daraus geradezu etwas Süchtiges entstehen.

Behandlungsvertrag schließen

Wenn Sie unter selbstverletzendem Verhalten leiden, ist oft der erste Schritt, dass Sie mit sich und gegebenenfalls Ihren Behandlern einen Vertrag schließen, dass Sie sich nur noch leicht verletzen. Meist kann dieses Verhalten erst dann aufgegeben werden, wenn man andere, bessere Entlastungen für sich gefunden hat. Wir empfehlen für den Fall einer zugrunde liegenden kindlichen Traumatisierung die Arbeit mit dem inneren Kind.

Das kindliche Ich an einen guten Ort bringen

Wäre z. B. die Klavierspielerin unsere Patientin, würden wir ihr vorschlagen, sich das Kind, das sich so sehr Liebe und Verständnis von der Mutter wünscht, vorzustellen. Dann würden wir sie einladen, sich vorzustellen, dass dieses Kind an einen guten, schönen Ort gebracht wird und dort liebevoll versorgt wird. Diese Imagination hilft sehr vielen Menschen.

Unsere Vorstellungskraft ist wirklich ein Wundermittel. Wenn wir uns etwas vorstellen, ist es beinahe so, als würde es jetzt geschehen. Es hinterlässt Spuren im Gehirn. Daher haben solche Imaginationen eine heilsame Wirkung.

Wie gehe ich mit Gewaltfantasien um?

Traumatische Erfahrungen sind verbunden mit Gefühlen von Ohnmacht, Ausgeliefertsein, Hilflosigkeit und Angst. Wiederholte und andauernde Traumatisierungen können dazu führen, dass neben den Gefühlen der Opferseite auch Gefühle und Verhaltensweisen der Täterseite erlebt werden. Die zeitweise Übernahme der Sichtweise des Täters kann Teil einer Überlebensstrategie sein, um der Ohnmacht etwas entgegensetzen zu können.

Aus Gewalterfahrungen können sich Gewaltfantasien entwickeln. Wichtig ist zunächst, diese nicht noch zu nähren, z. B. durch das Anschauen von Horrorfilmen. Der Angst vor Kontrollverlust können Sie begegnen, indem Sie sich – auch mit therapeutischer Unterstützung – zuerst die beschriebenen Zusammenhänge klarmachen. Realität ist außerdem, dass zwischen Gewaltfantasien und tatsächlichen Taten ein »gewaltiger« Unterschied besteht. Stellen Sie sich die Frage, ob Sie tatsächlich befürchten müssen, gewalttätig zu werden, oder ob sich diese Gedanken

Jan Philipp Reemtsma

Die Sicht der Täter übernommen

»*Jan Philipp Reemtsma brachte einen Monat mit seinen Entführern in einem Keller zu, nicht wissend, ob er lebend wieder herauskommen würde. Seine Erfahrungen beschrieb Reemtsma in seinem Buch »Im Keller«, was ihm auch bei der Verarbeitung des Traumas half. In der traumatischen Situation bekam Reemtsma die Lösegeldverhandlungen mit seiner Familie aus der Sicht der Täter mit. Fehlversuche bei der Lösegeldübergabe lösten bei ihm Wut auf seine Familie aus. Reemtsma stellte sich, ohne dass er das wollte, zeitweise auf die Seite der Täter und war ihnen auf diese Weise nicht mehr so ausgeliefert.*«

in regelrecht zwanghafter Weise immer wieder aufdrängen. Holen Sie sich dabei therapeutische Unterstützung. Wenn Sie darüber sprechen können, nehmen Sie Ihren Fantasien schon viel Macht. In der Therapie können Sie Techniken lernen, um mit überwältigenden und angstauslösenden Gedanken und Gefühlen besser umgehen zu lernen.

Tresor

Stellen Sie sich vor, Sie hätten einen Tresor. Wenn Sie etwas belastet, können Sie es nun in der Vorstellung dort hineinpacken. Gefühlen und Gedanken geben Sie zunächst eine Form, z. B. die eines Würfels oder Balls, damit Sie sie wegpacken können.

Wutraum

Stellen Sie sich vor, Sie hätten einen eigenen Raum für Ihre Wut. Wie sollte dieser Raum beschaffen sein? Was brauchen Sie dort alles, um Ihrer Wut Ausdruck zu verleihen? Vielleicht einen Boxsack? Oder dicke Telefonbücher, die Sie zerreißen? Dies könnten Sie dann auch konkret umsetzen, d. h. Sie besorgen sich Telefonbücher zum Zerreißen, wenn Sie viel Wut haben. Prüfen Sie bitte auch, ob sich hinter Ihrer Wut etwas anderes verbirgt, oft Ohnmacht. Dann nützt Ihnen das Ausleben der Wut nicht viel, sondern es wird notwendig sein, sich mit dem hinter der Wut liegenden Gefühl zu beschäftigen.

Leiden Sie unter einer Essstörung?

Essstörungen sind nicht immer mit Traumatisierungen in Verbindung zu bringen, dies scheint insbesondere für die Magersucht zu gelten, während bei der Bulimie häufiger auch Traumatisierungen eine Rolle zu spielen scheinen. Wir haben schon viele Patientinnen mit Essstörungen behandelt, die eindeutig mit frühen Traumatisierungen zusammenhängen, es gibt aber auch Essstörungen, die andere Ursachen haben.

Möglichkeiten der Selbsthilfe bei Essstörungen

- Machen Sie sich klar, dass Sie mehr sind als Ihr Essproblem.
- Gewöhnen Sie sich an, achtsamer zu werden. Beginnen Sie mit alltäglichen Dingen, wie z. B. Eincremen oder Kämmen, indem Sie dies sehr achtsam tun. Später können Sie dann dazu übergehen, achtsam zu essen. Betrachten Sie das, was Sie essen zunächst ganz achtsam. Nehmen Sie dann jeden Bissen achtsam in den Mund und kauen Sie achtsam und möglichst jeden Bissen bis zu 20-mal. Nehmen Sie dann achtsam wahr, dass Sie den Bissen schlucken.
- Nehmen Sie sich Zeit, sich vorzustellen, wo die einzelnen Bestandteile Ihres Essens herkommen. Stellen Sie sich vor, wer alles damit zu tun hatte, dass Sie diesen Bissen zu sich nehmen können.
- Seien Sie freundlich mit sich.
- Fragen Sie sich, wer das Problem hat, die erwachsene Person oder ein inneres kindliches Ich.
- Kümmern Sie sich um Ihr kindliches Ich, falls das Problem mit ihm zu tun hat.

» *Imagination kann sehr heilsam sein. Denn auch die Vorstellung von liebevollen Handlungen hat positive Auswirkungen. Stellen Sie sich vor, wie Sie sich um Ihr inneres kindliches Ich kümmern und es an einen schönen, sicheren Ort bringen, wo es sich geborgen fühlt.* «

Charlotte M.

Für mich war Essen immer ein Kampf

» *Charlotte ist eine schöne, junge Frau, die zum Zeitpunkt der Aufnahme in die Klinik stark untergewichtig ist, aber gerade noch so viel Gewicht hat, dass wir sie überhaupt behandeln können. Wäre ihr Gewicht noch geringer, hätte sie zunächst in einer internistischen Klinik behandelt werden müssen.* «

Als Kind war sie monatelang im Krankenhaus

» *Als sehr kleines Kind musste sie wegen eines Herzfehlers operiert werden und war monatelang im Krankenhaus. Die Eltern, die geschäftlich sehr beansprucht waren, besuchten sie fast nie. Sie dachten, das sei sowieso besser, die Kleine würde nur traurig, wenn sie wieder gehen würden.*

Nach dem Krankenhausaufenthalt war Charlotte völlig verändert. Sie klammerte sich extrem an die Mutter, war sehr ängstlich und musste zum Essen gezwungen werden. Aus ihrer heutigen Sicht war Essen immer ein Kampf. Man könnte sagen, dass Charlotte mithilfe des Essens ihren Kampf zwischen Nähe und Autonomiewünschen gekämpft hat. Sie brauchte die Mutter so sehr und doch wollte sie auch schon früh selbstständig sein. «

Das kindliche Ich trösten

» *In der Therapie haben wir erst einmal beide Wünsche gewürdigt, denn beide sind berechtigt. Auch hier ging es wieder darum, dass das verletzte Kind in Charlotte endlich bekam – natürlich mithilfe der Imagination –, was es sich schon immer gewünscht hatte: Fürsorge, Verständnis für den Schmerz der Einsamkeit im Krankenhaus, Trost und Mitgefühl. Aber auch einen guten Ort, an dem es spielen konnte und liebevoll versorgt war. Die Erwachsene übernahm die Verantwortung für sich selbst, was ihr Essverhalten anging, wir ließen sie diesbezüglich in Ruhe, jedoch verpflichtete sie sich, ein Mindestgewicht nicht zu unterschreiten und sogar etwas zuzunehmen. Dazu wurde sie in unregelmäßigen Abständen gewogen.* «

»Nimm mich doch bitte mal in den Arm.«

» *Dadurch, dass Charlotte sich selbst und den verletzten Teil in sich besser verstand, war es ihr möglich, ihr Essverhalten weniger als Ausdruck ihres Bedürfnisses nach Autonomie einzusetzen. Sie lernte, sich auf andere Art abzugrenzen, aber auch mehr für sich einzutreten, wenn es um Bedürfnisse nach Nähe und Geborgenheit ging. Manchmal konnte sie zu einer Mitpatientin sagen, »Nimm mich doch bitte mal in den Arm.« So etwas wäre ihr früher nicht in den Sinn gekommen, obwohl sie sich schon immer danach gesehnt hatte.* «

Trauma und Partnerschaft

Frühere Beziehungserfahrungen können unbewusst übertragen werden oder es besteht der unerfüllte Wunsch, dass der Partner der bessere Elternteil sein soll.

Wenn beide Partner traumatisiert sind

Es empfiehlt sich, Gespräche zu führen unter Begleitung einer vertrauenswürdigen Person oder eines Therapeuten. Wenn Sie eine Therapie machen wollen, sollten die gemeinsamen Gespräche die Einzeltherapien beider begleiten. Ziehen Sie möglichst oft – gegebenenfalls täglich – Bilanz, was Ihnen aneinander heute gefallen und gutgetan hat. Es kann schwierig werden, wenn ein Teil – meist die Frau – in Therapie geht (Frauen leiden häufiger an Intrusionen und sind möglicherweise deshalb eher bereit zur Psychotherapie), der andere – meist der Mann, der eher konstriktiv dicht macht und daher scheinbar besser klarkommt –, eine Therapie ablehnt. Oft lehnen die konstriktiven Partner es ab, sich mit den Nöten des anderen zu befassen, wenn sie spüren, dass dies ihr Gleichgewicht bedroht. Sie sollten sich beide klarmachen, dass sowohl das intrusive wie das konstriktive Verhalten sinnvoll ist. Beides dient dem Überlebensschutz.

Vielleicht gelingt es Ihnen, miteinander zu sprechen, warum Ihnen das eine bzw. das andere hilfreich erscheint. Es wird Ihnen helfen, sich gegenseitig besser zu verstehen. Machen Sie sich klar, was Sie bereits füreinander getan haben und überlegen Sie, ob Sie das intensivieren können. Es kann für eine Weile sinnvoll sein, Konflikten bewusst aus dem Weg zu gehen, bis Sie wieder stärker sind, sich Konflikten zu stellen. Schauen Sie nach dem, was gelingt. Es kann hilfreich sein, die Traumatisierungen zu benennen, sodass der andere davon weiß. Vertieft in die Traumata einzusteigen, ist in aller Regel nicht hilfreich.

Wenn Sie beide gleichzeitig eine traumatische Erfahrung gemacht haben, z. B. durch den Verlust eines Kindes, sollten Sie gemeinsam sehr auf »äußere Sicherheit« achten. Wie können Sie Ihr äußeres Leben so gestalten, dass es Ihnen damit gut geht, sodass Sie gerade dadurch die Möglichkeit haben, Zeit und Raum für Ihre inneren Prozesse zu finden?

Wenn »nur« ein Partner betroffen ist

Informationen über Trauma, Traumacoping und Traumafolgen sind sehr zu empfehlen. Der nicht traumatisierte Partner wird dann vieles, was ihm befremdlich erscheint, besser verstehen können. Es wird Ihrem Partner aber nicht immer möglich sein, alles zu verstehen, was Sie belastet und wie Sie damit umgehen. Menschen, die keine traumatischen Erfahrungen gemacht haben, können sich einfach nicht vorstellen, was das bedeutet. Wenn Sie sexuell traumatisiert sind, kann es notwendig sein, dass Sie für eine Weile Abstinenz von sexueller Aktivität einhalten, das heißt aber nicht Abstinenz von Zärtlichkeit. Es sollte aber ganz klar sein, dass Zärtlichkeit ohne Sexualität stattfindet. Erkennen Sie an, dass das für Ihre Partnerin bzw. Ihren Partner nicht immer einfach ist.

Wenn der Partner der Täter ist

Wenn Sie sich mit den folgenden Fragen beschäftigen, entwickeln Sie womöglich mehr Bewusstsein für Ihre Bedürfnisse und Grenzen.

- Aus welchen Gründen bleiben Sie in der Partnerschaft?
- Würden Sie Ihrer besten Freundin ebenfalls raten, in einer solchen Beziehung zu bleiben?
- Fragen Sie sich, wer bleiben will. Die erwachsene Person oder das Kind in Ihnen, das Angst hat, verlassen zu sein, mutterseelenallein?
- Hat Ihr Partner möglicherweise selbst eine Traumageschichte?
- Ist er bereit, in Therapie zu gehen?
- Fragen Sie sich, wie lange Sie das aushalten können: ein Jahr, zehn Jahre, bis ans Ende Ihres Lebens?
- Selbstverständlich ist es Ihr Recht, in einer gewalttätigen Beziehung zu bleiben. Niemand kann Ihnen das verbieten. Aber es ist wichtig, dass Sie sich klar sind, was das für Sie bedeutet.

Wir respektieren, wenn Menschen aus meist für andere nicht nachvollziehbaren Gründen in Beziehungen bleiben, die ihnen wehtun. Das kann sehr viel mit Treue und Loyalität zu tun haben. Es kann aber auch mit Angst zu tun haben und vielleicht finden Sie Wege, mutiger zu werden, wenn Sie das wollen.

Der 2. Weltkrieg und die Folgen

Wir möchten einen Blick auf die Generation werfen, die als Kinder und Jugendliche den Krieg erlebt und frühe Traumatisierungen durch den Krieg erlitten hat. Oft haben diese Erlebnisse eine Bedeutung für die gesamte Biografie.

Im Krieg kommt es häufig zu direkter Konfrontation mit Gewalt, als Betroffener oder als Zeuge. Neben den unmittelbar traumatischen Erfahrungen tritt ein Mangel auf, der gekennzeichnet ist durch fehlende Sicherheit, Hunger und Kälte. Die Grundbedürfnisse werden – wenn überhaupt – nur unzureichend befriedigt. Es geht um das Überleben, um die basale Existenzsicherung, ohne zu wissen, wann es besser wird, wann der Schrecken endet und was danach kommt. In vielen Familien waren die Väter nicht mehr anwesend oder kamen traumatisiert aus dem Krieg zurück.

Für kleine Kinder sind vor allem die Ängste und der Stress der Umgebung belastend, aber auch die zuvor beschriebenen Belastungen sowie die Reizüberflutung. Kleine Kinder können diese Erfahrungen zudem kognitiv nicht einordnen, was die Verarbeitung erschwert.

Verdrängung

Gefühle von Angst, Todesangst und Ohnmacht sowie Wut, Trauer, Scham, Schuld oder Hoffnungslosigkeit mussten nach dem zweiten Weltkrieg verdrängt oder abgespalten werden, wenn sie nicht auszuhalten waren oder das Funktionieren im Überlebenskampf beeinträchtigten. Vielmehr konzentrierte man sich auf den Wiederaufbau. Für Menschen, die durch den Krieg traumatisiert wurden, war es schwer auszuhalten, wenn die nachwachsende Generation unbeschwerter war, sich mit »oberflächlichen« Dingen beschäftigte.

Film: »Das Wunder von Bern« Anschaulich wird das im Film »Das Wunder von Bern«, als der traumatisierte Vater aggressiv auf die Tochter reagiert, die zum Tanzen ausgeht. Hier wird ein Unverständnis gegenüber der Normalität deutlich oder auch Neid gegenüber der Generation, die es leichter hat. Im Film ist der Vater auch extrem aggressiv gegen die Söhne und misshandelt den jüngeren. Schlagende Väter waren nach dem 2. Weltkrieg weit verbreitet, teils, weil man dies für eine richtige Erziehungsmethode hielt, teils weil die Väter durch die Kriegserfahrungen innerlich unter starker Stressbelastung litten; heute würden wir sagen, sie litten an einer posttraumatischen Belastungsstörung.

Übertragung von Traumatisierungen

Heute stellt sich die Frage nach der Verantwortlichkeit der Generationen. Nicht verarbeitete Kriegserlebnisse waren atmosphärisch weiter vorhanden, teilweise wurde darüber nicht gesprochen, teilweise zu viel. Vor allem kleine Kinder nehmen die Stimmung ihrer Umgebung auf und können sehr unter dem Stress der Mütter, aber auch der Väter leiden. So können Traumatisierungen auf die nächste Generation übertragen werden. Diese transgenerationellen Traumatisierungen wirken teilweise bis heute fort.

Aufrichtig mit sich selbst sein Als »Filter« zur Verhinderung dieser Übertragungen kann wirken, wenn solche Prozesse bewusster werden. Authentizität hat etwas mit Aufrichtigkeit sich selbst gegenüber zu tun. Wird zu viel verdrängt oder abgespalten, kann das eher zu einer Selbstentfremdung führen. Es gibt aber auch Menschen, die sich bewusst entscheiden, nach vorne zu schauen und damit gute Erfahrungen machen.

Wirken die Kriegserfahrungen nach? In jedem Fall lohnt sich für Menschen, die im Krieg Kinder waren, die Frage, ob seelische oder psychosomatische Probleme auch mit Kriegserfahrungen zusammenhängen könnten. Sabine Bode hat dazu lesenswerte Bücher geschrieben. Ein Krieg wirft lange Schatten. Erst in den letzten zehn Jahren kamen der Krieg und die Folgen stärker ins öffentliche Bewusstsein und werden auch in Psychotherapien mehr berücksichtigt.

WIEDER GESUND WERDEN

Finden und nutzen Sie Ihre Ressourcen. Fördern Sie die positiven Seiten, gönnen Sie sich Vergnügungen und entwickeln Sie Achtsamkeit.

Nutzen Sie Ihre Ressourcen

Ressourcen sind Kraftquellen. Alles, was Ihnen langfristig guttut, kann Sie stabilisieren. Finden Sie Eigenschaften, Strukturen und Personen, die Ihnen Halt geben.

Dazu können persönliche Neigungen, Talente, Fähigkeiten und Hobbys, aber auch Sozialkontakte, Familie, Wohnung und Beruf gehören. Auch der Alltag mit einer sich wiederholenden Tagesstruktur kann eine Ressource sein und Sicherheit vermitteln.

Wenn es Ihnen gelingt, Verpflichtungen und Anstrengungen mit Entspannung und angenehmen Aktivitäten zu verbinden, können Sie Ihre Stresstoleranz und Belastbarkeit erhöhen. Ressourcen sind umso besser verfügbar, je häufiger sie eingeübt worden sind. Je mehr Ressourcen in verschiedenen Lebensbereichen vorhanden und je besser sie abrufbar sind, umso größer ist ihre Schutzwirkung und Unterstützung. Im Folgenden möchten wir Ihnen zunächst eine allgemeine Einführung zur Ressourcenorientierung geben. Danach wollen wir Ihnen verschiedene Möglichkeiten aufzeigen, die Sie teils alleine nutzen können, von denen Sie teils aber auch eher mit professioneller Hilfe profitieren.

Was bedeutet Ressourcenorientierung?

Manche traumatisierte Menschen sind häufig so überwältigt worden von leidvollen Erfahrungen, dass ihre Möglichkeiten, diese in irgendeiner Weise als zu ihnen gehörig zu integrieren oder anzunehmen, bei Weitem überfordert waren, selbst wenn sie eine ganze Reihe von Selbstheilungsmechanismen zur Verfügung hatten.

In der buddhistischen Psychologie heißt es, dass Leiden vermehrt wird, wenn wir das Leiden, das das Leben mit sich bringt, nicht akzeptieren. Nun ist aber das extreme Leid und Leiden traumatischer Erfahrungen gerade so beschaffen, dass es schier unerträglich erscheint. Viel Weisheit, vieles an Kunst hat seine Wurzeln in leidvollen Erfahrungen.

Es ist wichtig, einen Unterschied zwischen Angstmachendem und Dissonanzen des Lebens und den überwältigenden Erfahrungen von traumatischen Erlebnissen zu machen. Diese können einen zutiefst erschüttern und aus den Angeln heben. Es gibt Menschen, für die traumatische Erfahrungen Wachstumschancen beinhalten, aber manche zerbrechen fast daran.

Traumatisierte Patientinnen und Patienten mit schweren Traumafolgestörungen sind manchmal gefangen im Leidvollen. So möchten wir Sie ermutigen, ein Bewusstsein für Polarität und damit für die Ganzheit von Leid und Freude zu entwickeln, damit Sie wieder in der Lage sind zu wählen, wo Sie sich aufhalten wollen, um die Wechselfälle des Lebens anzunehmen: ganz im Leiden oder mal mehr in der Freude, mal auch im Leid.

Hier liegt unseres Erachtens eine wesentliche Domäne der Ressourcenorientierung. Kennt man die eigenen Ressourcen, kann man sie zur Stärkung der Widerstandskräfte gezielt einsetzen.

Wir können Traumatisierungen nicht vollständig aus unserem Leben entfernen. Was wir tun können ist, unsere Widerstandskräfte zu stärken.

Je nach Alter und Gesundheit können sich Ressourcen verändern. Dann geht es um Flexibilität und Anpassung an neue Lebensbedingungen.

Erstellen Sie Ihre persönliche Ressourcenliste

Um Ihre Ressourcen verfügbar zu machen, empfehlen wir eine Liste mit den für Sie angenehmen und hilfreichen Aktivitäten. Folgende Beispiele sind als Anregung gedacht, Ihre persönliche Liste soll ganz individuell auf Ihre Bedürfnisse und Möglichkeiten abgestimmt sein.

Mögliche Ressourcen, die Ihnen helfen können, Ihr Leben in positiver Weise zu gestalten oder Schwierigkeiten zu meistern:

- bewusste Wahrnehmung der Natur
- Bewegung
- Musik
- Literatur
- Kreativität (z. B. Malen, Handarbeiten, Basteln etc.)
- schöne Erinnerungen
- Reisen
- Kochen, Backen

- Geselligkeit
- Lachen (Was bringt Sie zum Lachen?)

Welche persönlichen Ressourcen stehen Ihnen zur Verfügung, wenn Sie Ihr gegenwärtiges Leben betrachten?

Versuchen Sie, selbstbestimmt zu leben

Es ist bekannt, dass Menschen, wenn sie sich selbstbestimmt fühlen, leichter lernen und offener sind für Neues. Da eine Psychotherapie eine neue Lernerfahrung darstellt, ist das Gefühl wichtig, dass Sie auf einer Basis von Selbstbestimmung und Selbstkontrolle mit Ihrer Therapeutin zusammenarbeiten. Manchen Menschen fällt das schwer und sie haben es lieber, die Verantwortung anderen zu überlassen. Wir raten Ihnen dennoch, so viel wie nur möglich bereit zu sein, Ihr Recht auf Selbstbestimmung auszuüben.

Vielleicht ist es Ihnen auch schon einmal aufgefallen, dass Sie sich überwältigt fühlen, wenn andere über Sie bestimmen und dass Sie dann Ihr Sich-überwältigt-Fühlen mit Aggression beantworten.

> Erlauben Sie sich Mitsprache und bestehen Sie gegebenenfalls auf Ihrem Mitspracherecht.

Fühlen Sie sich selbst mitverantwortlich, dass alle Ihre persönlichen Ressourcen berücksichtigt und aktiviert werden. Spüren Sie genau hin, ob Sie sich dabei wohl fühlen, wenn sich eine immer stärkere Abhängigkeit von der Therapeutin anzubahnen scheint. Sie können erwarten, dass alle Ihre Lösungen und Lösungsversuche gewürdigt und berücksichtigt werden. Wichtig ist auch, dass Sie das selbst tun.

Die meisten Patientinnen und Patienten möchten darin unterstützt werden, selbst etwas zu tun. Das nennt man in der Medizin »shared decision making«. Ihre Mitsprache wird sich in aller Regel auf Ihr Wohlbefinden günstiger auswirken, als wenn Sie sich allzu sehr von der Meinung der Therapeutin abhängig und sich damit klein machen.

Finden Sie Ihre eigene »innere Wahrheit«

Jeder Mensch weist Besonderheiten auf, die ihn von anderen Menschen unterscheiden. Wenn Sie wegen einer Traumatisierung erkrankt sind, bleiben Sie dennoch ein unverwechselbares Individuum. Der große amerikanische Psychotherapeut Milton Erickson hat das so formuliert: »Jeder Mensch ist ein Individuum. Die Psychotherapie sollte deshalb so definiert werden, dass sie der Einzigartigkeit der Bedürfnisse eines Individuums gerecht wird, statt den Menschen so zurechtzustutzen, dass er in das Prokrustesbett einer hypothetischen Theorie vom menschlichen Verhalten passt.«

Ihre Individualität und Ihre Grenzen sind Ihre Chance, Ihre Ressource.

Finden Sie die für Sie stimmige »Wahrheit« heraus und wenden Sie sie dann auch an. Sie sind ein eigenständig handelnder und denkender Mensch, darum sollten Sie sich von niemandem Expertenwissen aufdrängen lassen, andererseits aber bereit sein, auch einmal eine andere Sicht in Betracht zu ziehen. Wenn man an den Folgen von Traumata leidet, neigt man dazu, sich auf bestimmte Sichtweisen einzuengen. Therapie kann dann helfen, den Blickwinkel wieder zu erweitern.

Achten Sie auch auf Erfreuliches

Man löst Probleme leichter, wenn man gut oder wenigstens etwas besser drauf ist. Und das kann man bewerkstelligen, indem man sich auch einmal auf die erfreulichen Dinge des eigenen Lebens konzentriert. Daher ist es wichtig, dass Sie sich auch diese ins Gedächtnis rufen, egal wie viel es aufs Ganze gesehen ist. Wenn Sie sich darauf konzentrieren, dann sind sie da. Das zählt.

Zwei Geschichten zum Mut machen

Anhand zweier Geschichten wollen wir zeigen, welche hilfreichen Botschaften die Heilung nach einem Trauma unterstützen können. Vielleicht können Sie auch für sich darin einen Sinn finden.

Das Märchen von der glücklosen Königstochter

Diese Geschichte erzählt von einer Königstochter, die ihrer Familie Unglück brachte und deshalb fortging. Sie müht sich dann nach Kräften, ihren Lebensunterhalt zu bestreiten, aber sie hat nur Unglück, nichts gelingt ihr, und sie bringt anderen auch noch Unglück, sodass sie mehrfach mit Schimpf und Schande davongejagt wird. Erst als sie ihre frühere Amme trifft, die ihr Mut macht und sagt, sie habe ein »schlechtes Schicksal«, aber das könne sie ändern, wenden sich die Dinge. Auf Anraten der Amme bringt sie zunächst ihrem Schicksal einen Kuchen, später kümmert sie sich um ihr Schicksal, das eine hässliche Alte in Lumpen ist, wäscht und pflegt sie, zieht ihr schöne Kleider an und bittet sie dann, ihr einen neuen Namen zu geben. Sie erhält den Namen »Fortunata« und als Geschenk eine goldene Tresse.

Genau diese braucht nun grade der König und damit beginnt ihr glückliches Leben. Der König wiegt aus Dankbarkeit für die Tresse all ihr Leid in Gold auf und heiratet sie. Auch ihre Eltern und Schwestern werden von dem jungen König befreit.

Die Bedeutung der Geschichte
Die Geschichte zeigt, dass man zunächst für ein schlechtes Schicksal nichts kann, d. h. wenn wir traumatische Erfahrungen machen – im Märchen ist es ein Krieg – dann können wir nichts dafür.

Aber sie zeigt auch, dass man ein schweres Schicksal verändern kann, wenn man mit Entschlossenheit und Zuversicht daran geht. Im Märchen gibt es dafür zwei Bedingungen. Zunächst das Akzeptieren und später dann die Auseinandersetzung mit dem Schicksal, schließlich auch die Entschlossenheit, »einen neuen Namen« zu bekommen. Der neue Name steht für ein neues Lebensgefühl, eine neue Identität. Wenn man sich für glücklos hält, dann wird man immer mehr dazu, vertraut man auf sein Glück, hat es mehr Chancen, sich auszuwirken.

Im Märchen ist es die Amme, die unbeirrbar daran festhält, dass man ein schlechtes Schicksal ändern kann. So kann es uns helfen, wenn ein anderer Mensch an uns glaubt. Am Ende müssen wir aber die nötigen Schritte selbst tun und selbst an uns glauben.

Die Wandlung vom Huhn zum Adler

Die zweite Geschichte stammt aus Ghana aus Zeiten, als das Land von den englischen Kolonialherren unterdrückt wurde. Es geht um ein Huhn, das eigentlich ein Adler war, was es aber längst vergessen hatte. Bis ein naturkundiger Mann kommt, der es als Adler erkennt und nun mit dem Hühnerbesitzer darum ringt, dass dem Huhn eine Chance gegeben wird, seine wahre Natur zu entdecken. Dies gelingt schließlich beim dritten Versuch, als der Hühnerbesitzer schon gewonnen zu haben scheint. Er lässt den Vogel in die Sonne blicken und sagt ihm, dass es ihm entspricht, in die Sonne zu fliegen. Da fliegt das vermeintliche Huhn los, breitet seine Flügel aus und fliegt zur Sonne.

Die eigenen Stärken finden und nutzen
Auch hier haben wir die Entschlossenheit und das Vertrauen, dass sich etwas ändern lässt, dass man »seine wahre Natur« wiederfinden kann. Beide Geschichten drücken das Wesentliche einer inneren Arbeit aus, bei der es darum geht, in Kontakt mit den eigenen Stärken zu kommen. Die glücklose Königstochter und das Huhn entwickeln sich hin zu ihrer wahren Natur und Bestimmung. Unterstützend treten Personen auf (die Amme bzw. der naturkundige Mann), die sehen und verstehen, liebevoll und entschlossen zur Seite stehen.

Es geht insbesondere darum, eine Veränderung der Lebensumstände zu wollen. Nicht aufzugeben, sich dazu zu entschließen, dass man sein Schicksal ändern will, auch die Negativzuschreibungen zu beenden (»glücklos«, »das Huhn, das im

Staub scharrt und die Sonne nicht sieht«) und geduldig an den Veränderungen zu arbeiten. Veränderungen brauchen Zeit. Manchmal braucht das Heilwerden nach nur einem Trauma viel Zeit, manchmal kann es auch sehr schnell gehen. Jeder Mensch ist anders.

Wie Ihre Imagination Ihnen helfen kann

Eine wichtige Ressource könnte für Sie sein, sich vorzustellen, dass es in Ihrem Inneren so etwas gibt wie eine Bühne. Dieser Ort entsteht einfach dadurch, dass Sie ihn sich vorstellen. An diesem Ort hätten verschiedene Anteile, die Sie so nach und nach bei sich entdecken, ihren Platz. Ihr »Jetzt-Ich« hat dort einen zentralen Platz. Denn es kann sich als Autor und Regisseur verstehen. Wenn Ihnen das schwerfällt, so kann es helfen, diesen Regisseur zu »erfinden«. Sie können dort also z. B. Ihr »Adler-Ich«, Ihr »Huhn-Ich«, Ihr »Glücklos-Ich« usw. entdecken und sich neue Möglichkeiten für diese Ichs überlegen, wie in den Geschichten.

Sie können auch Ich-Anteile unterschiedlichen Alters auf die Bühne holen und miteinander sprechen lassen. Welche Rollen möchten Sie spielen, was hat das Kind, was hat die Jugendliche zu sagen? Können Sie etwas von Ihrer Lebensenergie und -kraft spüren? Was gehört alles zu Ihnen? Gibt es auch eine weise alte Frau, die Sie mal sein werden?

Es braucht Mut, Entschlossenheit und Einsatz, wenn man ein belastetes Leben ändern will. Man muss auch manche Unbequemlichkeit auf sich nehmen, und es braucht vor allem auch Geduld. Von Rückschlägen darf man sich nicht entmutigen lassen.

Sie können sich immer wieder neue Situationen und Möglichkeiten ausdenken und erfinden, und so auch aus Ohnmacht und Hilflosigkeit herauskommen.

Stellen Sie sich vor, Sie würden eine Geschichte erfinden, oder jemand würde eine Geschichte erfinden, was wäre das für eine Geschichte? Vielleicht mögen Sie zur Anregung in Astrid Lindgrens Geschichten (Seite 130) eintauchen.

Astrid Lindgrens Geschichten beflügeln die Fantasie

Astrid Lindgren (1907–2002) schuf in ihren Geschichten Figuren, die ihren Platz in der Welt gefunden haben. Dabei sparte sie Trauer, Einsamkeit, Grausamkeit und Aggression nicht aus.

Pippi sorgt gut für sich selbst

Pippi Langstrumpf mag schwach im Kopfrechnen sein, in Logik ist sie unschlagbar: »Am besten, ihr geht jetzt nach Hause«, sagt sie zu Thomas und Annika, ihren neuen Freunden von nebenan. »Denn wenn ihr nicht nach Hause geht, könnt ihr ja nicht wiederkommen. Und das wäre schade.« Mit ihrer Pfiffigkeit zeigt Pippi, dass es auf kluges Handeln ankommt und nicht auf gute Noten. Pippi lässt sich nicht einschüchtern und klein machen. Sie wehrt sich gegen Ungerechtigkeit und enges Denken. Pippi muss mutig sein, weil sie eine große Angst bekämpft, die Angst vor dem Traurigsein.

Michel fehlt die Aufmerksamkeit der Eltern

Michel aus Lönneberga ist die zartfühlendste Seele der Welt, seine Eltern bringt er mit seinem Unfug aber fast um den Verstand. Was Michel fehlt, ist die Aufmerksamkeit der Eltern und die Anerkennung der so achtlosen, schrecklich ordentlichen Welt. Michel möchte gesehen werden, er verkörpert die Sehnsüchte des strengen Vaters und durchlebt all jene Abenteuer, die sich der Vater versagt. Weil der Vater seinen schönsten Träumen und geheimsten Wünschen nicht ständig in der Wirklichkeit begegnen will, sperrt er den Rebell in den Tischlerschuppen. Für Michel ist die Strafe der traurige Beweis für die Unfreiheit der Erwachsenen. Er verbringt die Zeit im Tischlerschuppen in größtmöglicher Unabhängigkeit und schnitzt Holzmännchen.

Die heile Welt der Kinder aus Bullerbü

Die Kinder aus Bullerbü leben in einer kleinen und heilen Welt, in der man herrlich spielen kann. Es herrscht Gerechtigkeit, keiner muss sterben. So kann man sich auf das Leben konzentrieren, also das

Spielen. Irgendwo muss es wohl eine Welt außerhalb von Bullerbü geben, sonst ließe sich der von allen Kindern gern genutzte Großvater keine Zeitung vorlesen. Wenn man nicht das Glück hat, in Bullerbü zu leben, dann kann man doch auf alle Fälle von dieser Welt lesen.

Karlsson vom Dach – die Verkörperung der Freiheit

Karlsson vom Dach verkörpert Süße und Schrecken der Freiheit. Er ist das andere Ich von Lillebror, die Verkörperung der Unabhängigkeit. Doch Karlsson macht auch Angst. So sehnt sich Lillebror manchmal nach der elterlichen Geborgenheit. Als Lillebrors Mutter krank wird und zur Erholung verreisen muss, hilft Karlsson Lillebror, sich gegen die strenge Hausgehilfin zur Wehr zu setzen. Die Eltern wollen Karlssons Existenz nicht wahrhaben, er wird verleugnet. Für Lillebror ist Karlsson laut dessen eigener Aussage der beste, netteste, lustigste und überhaupt fabelhafteste Freund von der Welt.

Die Brüder Löwenherz – das Abenteuer nach dem Tod

Die Geschichte von den Brüdern Löwenherz ist so traurig, dass sie im Herzen wehtut. Karl Löwenherz, genannt Krümel, ein nur 10-jähriger Junge, muss bald sterben. Sein drei Jahre älterer Bruder Jonathan sagt ihm zum Trost, dass es nach dem Sterben bestimmt herrlich wird. Bald wissen wir, dass Krümel nicht nur einen, sondern viele Tode sterben muss, aus Angst, aus Schreck, aus Liebe. Als Erster stirbt Jonathan. Die Brüder Löwenherz leben nach dem Sterben in aufregendster Weise weiter, in Nangijala, dem Land der Sagen und Lagerfeuer. Im Land der Toten, dies ist die Botschaft, geht das Erzählen weiter.

Mio muss das Herz aus Stein durchbohren

In »Mio, mein Mio« findet der Waisenjunge Bo Vilhelm Olsson, der bei Pflegeeltern in liebloser Umgebung aufwächst, auf geheimnisvolle Weise das »Land der Ferne«. Die Sehnsucht nach dem nie gekannten Vater und der toten Mutter lässt ihn dort seinen Vater, den König des Landes, finden. Der Kampf gegen den bösen Ritter Kato, der ein Herz aus Stein hat, bringt Mio häufig in lebensgefährliche Situationen mit Todesängsten, aus denen er auf wundersame Weise gerettet wird. Als Mio sein flammendes Schwert tief in Ritter Katos Herz stößt, verwandelt dieser sich in einen kleinen grauen Vogel, der trillernd und glücklich zum Fenster hinausfliegt. Mio erlöst Menschen und Land und macht aus der heillosen Welt eine Welt der Ordnung.

Madita findet ihr »Seligkeitsding«

Madita lebt mit ihrer kleinen Schwester Lisabet auf Birkenlund, wo man herrlich spielen und jeden Tag neue Abenteuer erleben kann. Nebenan wohnt Abbe Nilsson, der den Lebensunterhalt für sich und seine Eltern durch Kringelbacken verdienen muss. In der Geschichte »Weihnachten auf Birkenlund« macht Madita die Erfahrung, dass es neben der Geborgenheit und weihnachtlichen Freude in ihrer Familie auch Armut und Einsamkeit gibt. In der Geschichte »Madita und Lisabet bekommen ein Seligkeitsding« verschenkt Madita ein goldenes Herz an Mia, ein Kind, das von der Armenpflege lebt. Zuerst bereut sie es. Aber dann bekommen Madita und Lisabet eine kleine Schwester und stellen fest, dass sie ein »Seligkeitsding« gekriegt haben.

Ronja Räubertochter lehnt sich gegen den Vater auf

Ronja, die Räubertochter, ist die starke Tochter einer starken Mutter, Lovis. Ihr Vater Mattis, der Räuberhauptmann, kämpft zusammen mit den Mattisräubern gegen die Borkaräuber. Als Mattis Birk, den Sohn Borkas, gefangen nimmt, springt Ronja über den Höllenschlund auf die Seite der Borkaräuber. Durch einen Tauschhandel gibt sie ihrem heimlichen Freund Birk seine Freiheit zurück. Mattis versinkt in finstere Trauer und Ronja zieht mit Birk in den Wald. Als der Winter naht, stehen Ronja und Birk vor der Entscheidung, in der Bärenhöhle zu erfrieren oder zurück zu ihren Familien zu kehren. Die Räuberbanden von Mattis und Borka beschließen, die Feindschaft zu beenden, um sich gemeinsam besser gegen die Landsknechte wehren zu können. Nach einem Zweikampf steht Mattis als Häuptling da. Mattis tröstet Borka mit den Worten: »(...) Wenn wir beide nicht mehr sind, wird wohl dein Sohn Häuptling werden. Denn meine Tochter will ja nicht. Und wenn sie nein sagt, dann meint sie nein, das hat sie von ihrer Mutter.« Birk schwört daraufhin einen Eid, »dass er niemals ein Räuber werde, komme, was wolle«. Mattis hat dazugelernt und stellt fest: »(...) Heutzutage hat man bei seinen Kindern nichts mehr zu melden. Die machen, was sie wollen. Damit muss man sich eben abfinden. Leicht ist es aber nicht!«

Sich selbst unterstützen

Entwickeln Sie eine ganzheitliche Sicht auf sich – mit all Ihren Stärken und Schwächen. Lassen Sie uns dabei den Aspekt der Stärken hervorheben.

Machen Sie eine Liste all Ihrer Fähigkeiten und Stärken. Beschäftigen Sie sich immer wieder mit Ihrer Stärkenliste. Sie werden bemerken, dass diese nach und nach wächst. Manche Menschen wissen, wenn sie diese Liste das erste Mal erstellen, fast nichts über ihre Stärken. Je mehr sie sich damit beschäftigen, desto mehr fällt ihnen ein. Sie können auch Hilfsmittel nutzen. Weiter unten fügen wir Fragen zu persönlichen Stärken ein. Doch zunächst möchten wir Sie zu einer Übung einladen.

Übung Absorptionstechnik

Bestimmt kennen Sie Situationen im Alltag, die bei Ihnen wiederholt jedes Mal aufs Neue zu Stressreaktionen führen. Wählen Sie für die Übung eine Situation aus, die für Sie auf einer Skala von 0 bis 10 eine mittlere Belastung darstellt (0 bedeutet keine Belastung, 10 heißt Extrembelastung). Das können ein Konflikt mit einer bestimmten Person sein oder andere Überforderungen.

Welche Fähigkeiten bräuchten Sie, um mit dieser Belastung besser umgehen zu können? Wählen Sie drei Fähigkeiten, die Ihnen helfen könnten, die Situation besser zu bewältigen.

Zum Beispiel:

- Stärke
- Gelassenheit
- Abgrenzungsvermögen

Wann spüren Sie z. B. Stärke? Haben Sie in Ihrem Leben die Erfahrung gemacht, dass Sie Stärke besitzen? Gab es in den letzten zwei Jahren oder davor eine Situation, in der Sie diese Fähigkeit hatten? Suchen Sie sich das Bild/die Szene heraus, mit der Sie diese Fähigkeit am meisten verbinden. Gehen Sie in Kontakt mit dem Bild oder dem Gedanken an die Situation. Können Sie im Körper spüren, dass Sie etwas von dieser Fähigkeit hatten? Nehmen Sie das dazugehörige Körpergefühl achtsam wahr.

Ressourcen aktivieren. Gehen Sie alle drei Fähigkeiten nach diesem Modell durch. Versuchen Sie in Kontakt mit Ihren Ressourcen zu kommen und diese zu aktivieren. Wenn Sie zu allen drei Fähigkeiten Beispiele aus Ihrem Leben gefunden haben und diese nachspüren können, dann schauen Sie von dieser Position noch einmal auf die belastende Alltagssituation. Wie belastend fühlt sich die Situation jetzt an? Schätzen Sie den Grad der Belastung erneut auf einer Skala von 0 bis 10 ein.

Sinkt die Belastung? Vielleicht erfahren Sie bei der Übung, dass die Belastung sinkt, wenn Sie in Kontakt mit Fähigkeiten kommen, die Ihnen bei der Bewältigung helfen können. Machen Sie sich bewusst, dass es sich um Ihre realen Lebenserfahrungen handelt, auf die Sie zurückgreifen. Sie aktivieren, was bereits vorhanden ist.

Diese Übung ist eine Möglichkeit zur Ressourcenstärkung und kann mit Hilfe der EMDR-Technik intensiviert werden, wo sie unter dem Begriff »Absorptionstechnik« bei ausgebildeten EMDR-Therapeuten bekannt ist.

Nutzen Sie Ihre Vorstellungskraft

Auch wenn Sie kein Dichter oder Maler sind, ist es eine Alltagserfahrung, dass wir in der Lage sind, uns Dinge vorzustellen oder sie uns »auszumalen« und allein aufgrund unseres Vorstellungsvermögens Entscheidungen zu treffen bzw. angenehme oder unangenehme Gefühle zu erzeugen. Wie so oft, können wir eine Menge von den »alten Griechen« lernen. In ihren Tempeln wandten sie z. B. den Heilschlaf an. Dabei wurden die Patienten in einen tranceartigen Zustand versetzt und die dann auftauchenden Bilder zu Heilungszwecken verwendet. Einige begaben sich in Vorstellungsbildern auf einen Standpunkt außerhalb ihrer eigenen Existenz, um sich bewusst zu machen, wie klein ihre Sorgen und Nöte aus der Entfernung erschienen. Heute schlagen wir z. B. vor, sich eine Situation aus der Perspektive von einem Flugzeug aus, oder, wer es gern poetischer hat, von einem fliegenden Teppich aus, vorzustellen. Schon vor 2000 Jahren hatte der Dichter Ovid ganz ähnliche Empfehlungen: »Freude macht es, die hohe Sternenbahn zu durchmessen, Freude, die Erde und ihren trägen Sitz zu verlassen, auf der Wolke zu reiten, sich auf die Schultern des starken Atlas zu stellen, von fern auf die überall umherirrenden Menschen herunterzuschauen, die ängstlichen, die den Tod fürchten ...«

Jeder Mensch verfügt über Vorstellungskraft, es sei denn, er hätte eine Erkrankung des Gehirns. Vorstellungskraft ist nicht gleichbedeutend damit, dass man sich Bilder vorstellt; man kann sich zum Beispiel auch Klänge oder Stimmungen vorstellen. »Ausdenken« ist ein anderes Wort dafür. Wenn wir uns etwas »ausdenken«, auch das ist eine Alltagserfahrung, hat das ebenfalls Wirkung.

Vorstellungen verändern das Gehirn

Inzwischen gibt es auch vonseiten der Hirnforschung Bestätigung dafür, dass Vorstellungen das Gehirn fast genauso beeinflussen und formen können wie echte Erfahrungen. Schon länger wissen wir, dass Vorstellungsbilder im Körper zu nachweisbaren Veränderungen führen. Lebhafte Visualisierung, d. h. lebhaftes Sich-Vorstellen aktiviert dieselben Bereiche des Gehirns wie die vorgestellte Handlung selbst.

Das innere Erleben zum Ausdruck bringen

Es empfiehlt sich, mit »kleinen«, am Alltag orientierten Vorstellungen zu beginnen. Das innere Erleben kann durch inneres Hören oder Fühlen genauso intensiv sein wie durch Bilder, und innere Bilder können dadurch verstärkt werden. Auch musikalisches oder tänzerisches Schaffen erfordert Vorstellungskraft. Das, was Sie sich vorstellen, möchten Sie vielleicht auch »zum Ausdruck« bringen. Vielleicht möchten Sie Ihre Gefühle tanzen, malen oder singen. Tun Sie es, wenn Ihnen danach ist. In anderen Kulturen heilen die Menschen sich von ihrem Schmerz dadurch, dass sie singen und tanzen.

Stehen Sie zu Ihren Stärken

»Vielleicht sind alle Drachen unseres Lebens Prinzessinnen, die uns einmal schön und mutig sehen wollen«, schreibt Rilke. Haben Sie den Mut, zu Ihren Stärken zu finden.

Wenn wir uns mehr um unsere Stärken kümmern, treten unsere Schwächen in den Hintergrund. Denn unser Gehirn hat die wunderbare Fähigkeit, sich zu verändern. Das, was wir oft tun, führt zu einer Vergrößerung der Areale im Gehirn, die dafür zuständig sind. Und das, was wir nicht tun? Nun, da wächst nichts, im Gegenteil, das Areal verkümmert. Das gilt für die Areale für Klavier spielen oder schwimmen usw. genauso wie für die

Areale, die für geistig-seelische Arbeit zuständig sind. Welche Netzwerke im Gehirn möchten Sie stärken, welche abschwächen?

Die positiven Seiten fördern

Um seelischen Erkrankungen vorzubeugen, aber auch bei bereits bestehenden Störungen, insbesondere Depressionen, die bei fast allen Traumafolgestörungen zumindest eine gewisse Rolle spielen, sollten menschliche Stärken wie Zukunftsorientierung, Hoffnung, soziale Kompetenzen und Mut gefördert werden. Die positive Psychologie konzentriert sich auf die Förderung der Ressourcen eines Menschen. In diesem Zusammenhang spielt auch die Fähigkeit, ganz im Moment aufzugehen, eine wesentliche Rolle.

Der Flow-Zustand

Dieser Begriff wurde von Mihaly Csikszentmihalyi, einem berühmten Professor für Sozialwissenschaften, geprägt. »Flow« ist der Geistes- und Gemütszustand, in den wir eintreten, wenn wir ganz in unserem Tun aufgehen. Beim völligen Eintauchen in eine Handlung wird nämlich das alltägliche Bewusstsein aufgehoben, wir geraten in einen anderen Bewusstseinszustand, in dem wir uns eins mit allem fühlen. Gefühle sind weniger wichtig.

Wenn es uns gelingt, achtsam bei dem zu sein, was jetzt in diesem Moment gerade geschieht und ist, haben wir eine Chance, dass sich Körper, Geist und Seele beruhigen können.

Wann haben Sie Flow-Zustände? Wann steht die Zeit für Sie still? Wann tun Sie genau das, was Sie tun wollen und womit Sie niemals aufhören möchten? Einen Flow-Zustand während des Arbeitstages zu haben, heißt, sich während der Arbeit rundum wohl zu fühlen. Arbeit enthält viele Entstehungsbedingungen für »Flow«: Es gibt in aller Regel klare Ziele und Vorgehensweisen. Arbeit fördert die Konzentration und im günstigen Fall entspricht sie den persönlichen Stärken. Ein Zustand des »Flows« kann beim Sport, beim Malen, beim Lesen, im Gespräch mit anderen Menschen und in vielen anderen Situationen eintreten.

Wie erreicht man eine positive Einstellung?

Einige Empfehlungen von Mihaly Csikszentmihalyi aus seinem Buch »Lebe gut. Wie Sie das Beste aus Ihrem Leben machen können«:

- Ob unser Leben vorzügliche Elemente enthält, hängt am Ende nicht vom Was, sondern vom Wie unseres Tuns ab.

- Der erste Schritt zur Verbesserung der Lebensqualität besteht darin, genau darauf zu achten, was wir jeden Tag tun, und zu erkennen, welche Gefühle die Tätigkeit, der Ort, die Tageszeit oder der Gefährte in uns auslöst.
- Es gibt kein Gesetz, wonach wir alle das Leben auf ein und dieselbe Weise erfahren müssen.
- Das Entscheidende ist, dass Sie herausfinden, was sich in Ihrem Fall als besonders hilfreich erweist.
- Positive Emotionen können sich auf die Vergangenheit, die Gegenwart und die Zukunft beziehen.
- Positive Gefühle beim Blick auf die Vergangenheit sind Zufriedenheit, Erfüllung, Stolz und Behagen.
- Zu den positiven Gefühlen der Gegenwart gehören Freude, Gelassenheit, Schwung, Vergnügen. Ein Zustand des »Flows« ist ein Aufgehen im Jetzt.
- Positive, auf die Zukunft gerichtete Emotionen schließen Optimismus, Zuversicht, Glauben und Vertrauen ein.
- Dankbarkeit vergrößert die Wertschätzung der guten Erfahrungen.

Wenn Sie für sich und Ihr Leben einen Bezug zur Vergangenheit, Gegenwart und Zukunft herstellen können, entsteht ein Gefühl von Kohärenz und Sinnzusammenhang. Prüfen Sie bitte, ob Ihnen diese Empfehlungen sinnvoll erscheinen.

Dankbarkeitstagebuch
Um die Lebenszufriedenheit zu erhöhen, empfiehlt sich ein Tagebuch für Dankbarkeit. Nehmen Sie sich am Abend um eine bestimmte Zeit fünf Minuten frei und überdenken Sie die letzten 24 Stunden. Notieren Sie bis zu fünf Dinge in Ihrem Leben, für die Sie dankbar sind.

» *Wofür sind Sie dankbar in Ihrem Leben?*
Was macht Ihnen Freude?
Was können Sie besonders gut?
Wo liegen Ihre Stärken?
Kümmern Sie sich um Ihre Ressourcen – das macht Sie stark.
Gönnen Sie sich gelegentlich Schönes oder Überraschendes. «

Gönnen Sie sich Vergnügungen

Glück im Hier und Jetzt umfasst Vergnügungen und Belohnungen, entscheidend dabei ist das bewusste Genießen. Vergnügungen sind Freuden, die fühlbar sinnliche und starke emotionale Komponenten haben (»Elementargefühle« wie Spannung, Fröhlichkeit oder Behagen). Belohnungen ergeben sich aus Aktivitäten, die wir gern unternehmen, bei denen wir unsere Selbstbefangenheit verlieren, in Kontakt mit unseren Stärken sind. Belohnungen werden nicht so leicht zur Gewohnheit wie Vergnügungen.

Vergnügen ist vergänglich und bei Wiederholung in kurzen Abständen stellt sich schnell Gewöhnung ein. Es gilt daher, die für Sie passenden Zeitabstände herauszufinden, um die Gewöhnung und damit die Schmälerung des Vergnügens zu verhindern.

Neben den richtigen Zeitabständen helfen Überraschungen. Sorgen Sie für erfreuliche kleine Überraschungen für sich und andere (z. B. ein paar Zeilen als Zeichen der Zuneigung oder Blumen, die Sie auch spontan für sich selbst kaufen können). Geben Sie jedem Tag eine besondere Note, die ihn von anderen unterscheidet.

Neben dem wiederholten Neuerleben zur Verhinderung von Gewöhnung geht es um das »Auskosten«: Sich den lustvollen Genuss bewusst machen und die bewusste Aufmerksamkeit willentlich auf die Erfahrung von Vergnügen lenken. Nehmen Sie sich Zeit für den bewussten Genuss.

Das Auskosten wird gefördert durch folgende fünf Methoden:

- Mitteilen der gegenwärtigen Erfahrung – erzählen Sie anderen davon
- Bewahren von Erinnerungen (z. B. Fotos oder ein Gegenstand als Souvenir)
- sich selbst beglückwünschen
- Schärfung der Wahrnehmung (z. B. Konzentration auf Geschmack, Geruch oder andere einzelne Sinne)
- sich total dem Fühlen überlassen und versuchen, nichts zu denken (Absorbierung)

Fördern Sie Ihre Achtsamkeit

Wenn Sie jetzt daran denken, was Sie heute getan haben, wie viel davon wissen Sie noch genau? Kann es sein, dass Sie mehr oder weniger alles an sich haben vorbeiziehen lassen und Sie die meiste Zeit in Gedanken waren, die mit etwas ganz anderem zu tun hatten, als mit dem, was Sie gerade taten?

Dieses Verhalten ist typisch für die meisten Menschen. Der Körper tut etwas und der Geist spaziert durch die Welt. Wenn der Mensch schlimme Erfahrungen gemacht hat, hat der Geist leider eine Tendenz, sich an diese zu erinnern und sich mit ihnen zu beschäftigen. Dadurch macht sich der Mensch sehr viel inneren Stress.

Achtsamkeit ist einerseits sehr einfach, andererseits ist sie anspruchsvoll, weil sie geübt werden will und nicht ohne Weiteres von selbst gelingt.

Ein achtsamer Spaziergang

Nehmen Sie sich zunächst vor, dass Sie diesen Spaziergang so achtsam wie möglich machen werden. Dieser Entschluss hilft, durchzuhalten.

Beginnen Sie schon beim Anziehen, dieses ganz achtsam zu tun. Nehmen Sie wahr, dass Sie sich den Mantel anziehen und tun Sie es diesmal nicht automatisch, ebenso die Schuhe usw. Nun machen Sie den ersten Schritt vor die Tür. Und Sie werden nun jeden Schritt ganz achtsam und bewusst tun. Wenn Sie mit den Gedanken abschweifen, was oft geschehen kann, dann kehren Sie zu Ihrer Achtsamkeit zurück, sobald Sie das Abschweifen bemerken. Das Gehen und das Wahrnehmen Ihrer Umgebung sind nun das einzig Wichtige.

Sie können sich vornehmen, dass Sie für eine Weile regelmäßig den gleichen Weg gehen. Dann werden Sie bemerken, dass Sie nicht jeden Tag gleich gehen und dass sich Ihre Umgebung verändert. Henri Thoreau, ein amerikanischer Philosoph, ist so jahrzehntelang täglich denselben Weg gegangen. Und fand es immer wieder neu und erfrischend. Sie können auch die Wege zur Arbeit oder zum Einkaufen achtsam zurücklegen. Achtsamkeit hilft, die Wunder des Alltags zu entdecken und hilft uns, uns selbst genauer kennenzulernen. Achtsamkeit hat auch den großen Vorteil, dass wir nicht anders können, als im Jetzt zu sein. Wenn jetzt keine Gefahr droht, kann uns jetzt auch nichts Schlimmes geschehen. Für Achtsamkeit gibt es noch andere, englische Begriffe: Mindfulness und Awareness, die sich bei uns durchzusetzen beginnen.

Was wir bewusst denken, lässt sich beeinflussen, leichter, als alles andere. Gefühle dagegen hängen von vielen – meist unbewussten – Einflüssen ab. Sie lassen sich deshalb oft nicht so direkt beeinflussen wie Gedanken.

Der Nutzen von bewusstem Denken

Achtsamkeit kann man auch dafür nutzen, sich damit zu beschäftigen, was man von früh bis spät denkt. In den ostasiatischen Traditionen wird unser Denken auch »Affengeist« genannt. Es hüpft von Ast zu Ast, mal ist dies, mal ist jenes. Wenn das nun lauter heitere, aufbauende Gedanken wären, wäre das kein Problem. Menschen mit Traumafolgestörungen denken aber ganz viel an Schlimmes, das sie erlebt haben oder Schlimmes, das sie befürchten.

Da kann »bewusstes Denken« ansetzen. Wir können lernen, uns zu fragen, ob das, was wir denken, uns hilft, gesünder zu werden und uns besser zu fühlen. Die kognitive Verhaltenstherapie nutzt dies gezielt.

Häufiges pessimistisches Denken wirkt sich schädlich aus. Man kann das ändern. Hilfreich kann sein, mit sich selbst zu »disputieren«, also sich auseinanderzusetzen, so als würde man mit jemand anderem sprechen. Das kann man sich relativ leicht angewöhnen. Eine andere Möglichkeit ist, sich immer wieder zu fragen, ob der Gedanke, den man da denkt, einem hilft, sich wohl und gesund zu fühlen. Wenn das nicht zutrifft, sollte man andere Gedanken entwickeln.

Pessimismus und Optimismus

Um optimistischer in die Zukunft blicken zu können, ist die Überprüfung von persönlichen Einstellungsmustern und inneren Haltungen hilfreich. Pessimistisch denkende Menschen glauben, dass die Ursachen für schlechte Ereignisse fortbestehen und ihr Leben ständig negativ beeinflussen werden. Optimistisch denkende Menschen glauben, dass die Ursachen schlechter Ereignisse vorübergehend sind. Sie fühlen sich weniger ausgeliefert und hilflos. Neben der beschriebenen zeitlichen Dimension (Permanenz, also Fortbestehen, bei der pessimistischen Grundhaltung, temporär, also vorübergehend, bei der optimistischen Grundhaltung) geht es bei der Allumfassendheit um den Raum. Pessimistisch denkende Menschen verallgemeinern das Scheitern in einem Lebensbereich und geben gleich alles auf (universelle Denkweise, z. B. alles ist schlecht). Optimistisch denkende Menschen finden spezifische Erklärungen. So können sie sich auf einem bestimmten Gebiet hilflos fühlen, aber auf anderen Gebieten mutig voranschreiten.

Für gesündere Einstellungen sorgen

Ungesunde – dysfunktionale – Kognitionen sind bewusste oder unbewusste Einstellungsmuster oder innere Haltungen, die langfristig negative Konsequenzen haben.

Häufige ungünstige Einstellungsmuster sind zum Beispiel:

- »Ich bin nur etwas wert, wenn ich etwas leiste.«
- »Ich darf keinen Fehler machen.«
- »Ich muss den anderen gerecht werden. Meine Bedürfnisse sind nicht so wichtig.«

Solche und ähnliche Einstellungsmuster können durch das soziale Umfeld geprägt und verinnerlicht werden. Es gilt, nicht hilfreiche Einstellungen zu identifizieren und durch realistischere Überzeugungen zu ersetzen.

Das könnten beispielsweise folgende sein:

- »Ich habe ein Recht auf mein Leben und auf die Achtung meiner Person.«
- »Kein Mensch ist perfekt. Ich kann aus meinen Fehlern lernen.«
- »Es darf mir gut gehen, auch wenn es viel Leid in der Welt gibt.«

Gesündere Einstellungen sind hilfreich, wenn sie realistisch und überzeugend sind. Sie müssen individuell passend sein. Langfristig können sie auch die Gefühle in positiver Richtung verändern.

Menschliche Tugenden

Es gibt menschliche Eigenschaften, die zeitlos und kulturübergreifend zu einem erfüllten Leben beitragen und die es zu stärken lohnt: Weisheit und Wissen, Mut, Liebe und Humanität, Gerechtigkeit, Mäßigung sowie Spiritualität und Transzendenz. Wir entwickeln uns weiter und reifen, wenn wir mit einer offenen Haltung und einer inneren Weite in dieser Welt leben, gerne dazulernen, verschiedene Perspektiven einnehmen. Es geht darum, sich immer wieder den eigenen Ängsten zu stellen, diese mit Mut und Ausdauer zu überwinden, dabei aufrichtig mit sich und anderen zu sein. Wir können uns verbunden fühlen, wenn wir fähig sind, zu lieben und Liebe anzunehmen, dazu gehören Freundlichkeit und Großzügigkeit mit sich und anderen. Die meisten Menschen haben einen Sinn für Gerechtigkeit, der sich ausdrücken kann in Fairness, Loyalität, Gleichberechtigung und der Art der Einflussnahme in seinen Lebensbereichen. Das richtige Maß zu finden ist eine weitere Tugend, die Fähigkeiten wie Klugheit, vorausschauendes Handeln, aber auch Demut beinhaltet. Und es gibt immer noch etwas, was über uns Menschen hinausreicht, was größer und beständiger ist. Wir können es das Göttliche, das Universum, die Evolution nennen oder noch andere Begriffe dafür finden. Spiritualität umfasst auch den Sinn für das Schöne und Gute. Spiritualität lässt hoffen, dankbar sein, sich freuen, vergeben.

Die positive Psychologie unterscheidet zwei Aspekte von Wohlbefinden oder auch Glück. Das Wohlfühlglück ist das, was man sich unter einem angenehmen Leben vorstellt. Zu einem erfüllten Leben gehört das Werteglück, zu wissen, warum es sich lohnt zu leben. Um zu genießen und aufzublühen, können Sie sich mit folgenden Fragen beschäftigen:

- Ich bin glücklich, wenn ich ... (habe, erlebe, mache, bin)
- Ich bin nicht glücklich, wenn ... (was fehlt?)
- Ich fühle mich wohl, wenn ...
- Ich bin zufrieden mit meinem Leben, wenn ...
- Ich fühle mich verbunden mit anderen, wenn ...

Wenn es um Weiterentwicklung und Integration auch belastender Lebenserfahrungen geht, können Fragen hilfreich sein wie:

- Was gehört zu meinem inneren Schulungsweg?
- Was bringt mir das Leben bei?
- Was bedeutet erfülltes Leben für mich selbst, für meine Beziehungen, für mein Umfeld und als Teil der Schöpfung?

Es geht darum, Ihre bereits vorhandenen Stärken zu fördern und diese in allen Lebensbereichen so oft wie möglich einzusetzen. Konzentrieren Sie sich also nicht so sehr auf Ihre Schwächen, sondern aktivieren Sie Ihre ohnehin vorhandenen Stärken als Ressourcen!

Für gute Gefühle sorgen Gefühle werden durch Denken und Handeln beeinflusst. Gesündere Einstellungen und ein liebevoller Umgang mit sich selbst wirken direkt antidepressiv. Dazu gehört auch die Fürsorge für einen gesunden Körper durch bewusste Ernährung, regelmäßige körperliche Aktivität und ausreichenden Schlaf. Positive Aktivitäten und eine Balance zwischen Anspannung und Entspannung helfen, die Stresstoleranz zu erhöhen. Es lohnt sich, persönliche Kraftquellen zu entdecken und zu pflegen.

Bedürfnisse und Strategien Alle Menschen haben Bedürfnisse, die es zu befriedigen gilt. Wir brauchen Sicherheit, soziale Unterstützung, Nahrung, Schlaf und noch vieles mehr. Mit verschiedenen Strategien versuchen wir, unsere Bedürfnisse zu stillen. Wenn Sie das Bedürfnis nach Nähe und Zärtlichkeit haben und es ist niemand da, der das befriedigen kann, haben Sie vielleicht die Strategie, Schokolade zu essen oder Sie bekämpfen das Bedürfnis. Das ist keine gute Selbstfürsorge. Ersatzhandlungen helfen vielleicht kurzfristig, längerfristig bleiben die wahren Bedürfnisse jedoch ungestillt, was Grundlage vieler Störungen ist. Versuchen Sie, Ihre wahren Bedürfnisse zu erkennen und passende Strategien zu finden.

Die Opferrolle verlassen

Viele Menschen re-agieren meist und erlauben sich selten, sich für ihre Interessen einzusetzen. Diese Haltung ist nach traumatischen Erfahrungen verständlich, verstärkt aber das Gefühl, Opfer zu sein.

»Pro-aktiv« sein

Wenn Sie sich pro-aktiv verhalten, also von sich aus aktiv werden, beenden Sie Ihr »sich als Opfer fühlen«. »Pro-aktiv« sein bedeutet, dass Sie sich klar machen, was Sie wollen, und dann eigenverantwortlich für Ihre Interessen eintreten. Das Wort »Pro-aktivität« bedeutet mehr als einfach nur die Initiative zu ergreifen. Es heißt, dass wir als Menschen selbst für unser Leben Verantwortung übernehmen. Re-aktive Menschen werden von Gefühlen, den Umständen, den Bedingungen oder ihrer Umwelt getrieben. Pro-aktive Menschen erhalten den Antrieb aus ihren eigenen Werten und Visionen.

Von innen nach außen

In seinem Buch »Die sieben Wege zur Effektivität« beschreibt Stephen R. Covey eine neue Ebene des Denkens. Bei den sieben Wegen zur Effektivität geht es um einen Zugang »von innen nach außen«. Beginnen Sie bei sich selbst. Sie können positive Energien hervorrufen, statt den negativen Macht zu geben. Sie können verständnisvoller, mitfühlender und liebevoller sein. Sie können zu mehr Verantwortungsbewusstsein und Hilfsbereitschaft beitragen. Wenn Sie Vertrauen haben wollen, seien Sie selbst vertrauenswürdig. »Von innen nach außen« ist ein fortdauernder Prozess der Erneuerung. Sie besitzen die Fähigkeit, über Ihre Gedanken nachzudenken, also sich Ihrer selbst bewusst zu sein. Diese Fähigkeit unterscheidet uns von den Tie-

Anna L.

Ich lernte, mich für meine Interessen einzusetzen

Anna beschwert sich, dass ihr Mann »immer alles bestimmt«. Sie kann das deshalb so schlecht ertragen, weil sie als Kind unter einem gewalttätigen, höchst autoritären Vater sehr gelitten hat.

Anna beschreibt, dass sie so gut wie nie einen Vorschlag macht, was sie gerne tun möchte. Sie überlässt es, ohne dass ihr das bis jetzt bewusst war, ständig ihrem Mann zu sagen, was zu tun oder zu lassen sei. Anschließend ärgert sie sich oft über ihn, weil er dauernd bestimmt.

Anna beginnt, sich jeden Morgen zu überlegen, was sie heute vorhat, was sie sich wünscht. Sie gewöhnt sich an, diese Wünsche zu äußern. Sie macht die Erfahrung, dass es ihr damit besser geht. Sie merkt auch, dass sie dadurch, dass sie jetzt mehr ihre Wünsche sagt, etwas mehr Auseinandersetzungen mit ihrem Mann hat, was zur Folge hat, dass sie sich damit beschäftigt, wie man sich konstruktiv auseinandersetzt, wenn man verschiedener Meinung ist.

Anna merkt, dass sie sich mit ihrem »pro-aktiven« Handeln viel besser fühlt, und dass ihr dauerndes Opfergefühl weniger wird.

ren. »Selbst-Bewusstheit« erlaubt uns, unsere Gewohnheiten selbst zu schaffen und zu verändern. Wir sind mehr als unsere Gefühle, mehr als unsere Stimmungen, mehr als unsere Gedanken.

Zusätzlich zur Selbst-Bewusstheit haben wir die Imagination – die Fähigkeit, im Geiste etwas jenseits unserer gegenwärtigen Wirklichkeit zu erschaffen. In dieser zweiten Wirklichkeit haben Fantasie und Kreativität Raum. Wir haben ein Gewissen als eine tiefe innere Bewusstheit von Recht und Unrecht und wir haben den Willen, auf der Grundlage unserer Selbst-Bewusstheit zu handeln.

Mit der folgenden Übung wollen wir Sie einladen, sich mit den drei Wertekategorien, die Frankl beschreibt – Schöpfungswerte, Erlebniswerte und Einstellungswerte – zu beschäftigen. Wie sieht Ihr Lebenskonzept aus?

Viktor Frankl

Was also ist der Mensch? Er ist das Wesen, das immer entscheidet, was es ist

Der Psychiater Viktor Frankl wurde als Jude von den Nazis ins Konzentrationslager gesperrt und erlebte Dinge, die jenseits jeglicher Menschenwürde liegen. Fast seine ganze Familie kam um, er selbst wurde gefoltert und erlitt unzählige Entwürdigungen. Nackt und allein in einem kleinen Raum wurde er sich eines Tages dessen bewusst, was er die »letzte Freiheit des Menschen« nannte. Die Nazis konnten seine gesamte Umgebung kontrollieren, sie konnten mit seinem Körper machen, was sie wollten, aber er blieb ein selbstbewusstes Wesen, das beobachten konnte, was mit ihm geschah. Seine grundlegende Identität war intakt. Er konnte in sich selbst entscheiden, wie all das sich auf ihn auswirken würde. Frankl wurde zu einer Inspiration für die Menschen in seiner Umgebung, selbst für einige der Wächter. Er half anderen, Sinn in ihrem Leiden und Würde in ihrem Gefangensein zu finden. Das ist die Grundlage der von ihm entwickelten Logotherapie.

Mein wertvoller Tag heute

Bedenken Sie, dass jeder Tag Ihres Lebens wertvoll ist. Die folgenden Orientierungsfragen können Ihnen helfen, aus jedem Tag etwas Gutes, Sinnvolles, Lebendiges zu machen.

Schöpfungswerte:
- Wo mache ich die Welt reicher?
- Wo hinterlasse ich Spuren?
- Wo bringe ich mich sichtbar oder durch Worte ein?

Erlebniswerte:
- Wo macht mich die Welt reicher?
- Wo kann ich das Leben genießen?
- Was spricht meine Sinne an? (z. B. den Regen spüren, Schokolade essen, die Katze streicheln ...)
- Wo wird mir etwas entgegengebracht?

Einstellungswerte:
- Wie gehe ich mit Leid, Frustrationen oder auch Zumutungen um?
- Wo ist es mir gelungen, eine für mich gute und hilfreiche Haltung zu finden?
- Wo habe ich etwas gut ausgehalten oder durchgestanden?

Für die Entwicklung hilfreicher Einstellungen und deren Umsetzung braucht es einige Zeit. Es geht darum, Stärken und unterstützende Erfahrungen achtsam wahrzunehmen und bewusst in sein Lebenskonzept einzubauen.

Beispiele können sein:

- Das Leben hält auch schöne Dinge für mich bereit.
- Es darf mir gut gehen.
- Ich kann auch an belastenden Erfahrungen wachsen.

Schon am Anfang das Ende im Sinn haben

Neben dem »Pro-aktiv-Sein« sieht Covey als zweiten Weg das Prinzip »Schon am Anfang das Ende im Sinn haben«.

Stellen Sie sich vor, wie Sie sich zur Beerdigung eines geliebten Menschen begeben. Sie stellen fest, dass es sich um Ihre eigene Beerdigung handelt, die in drei Jahren stattfinden wird. Es gibt vier Redner: Jemand aus Ihrer Familie, einer Ihrer Freunde, ein dritter aus Ihrer Berufswelt und ein vierter aus einer Organisation (zum Beispiel einem Verein), bei der Sie sich engagiert haben. Nun denken Sie gründlich nach. Was würden Sie von jedem Redner gern über sich und Ihr Leben hören? Welchen Charakter sollen die Reden beschreiben? Wenn Sie schon am Anfang das Ende im Sinn haben, gewinnen Sie eine andere Perspektive. Vielleicht hilft Ihnen diese Übung, darauf zu kommen, was Ihnen wirklich wichtig ist.

Das Wichtigste zuerst

Der dritte Weg zum privaten Sieg ist das Prinzip »Das Wichtigste zuerst«. Dabei unterscheidet Covey dringende und wichtige Dinge. Dringende Dinge wirken auf uns ein und lassen uns reaktiv sein, z. B. ein klingelndes Telefon. Sie bedrängen uns, sind vielleicht auch angenehm, oft sind sie uns aber unwichtig. Wichtigkeit hat dagegen etwas mit Ergebnissen zu tun. Wichtige Dinge, die nicht dringend sind, erfordern Pro-Aktivität. Wenn wir nicht schon am Anfang das Ende im Sinn haben, wissen wir womöglich nicht, was uns wirklich wichtig ist. Dann lassen wir uns leicht ablenken und reagieren nur auf das Dringende. Um zu wichtigen Dingen »ja« sagen zu können, müssen Sie lernen, zu unwichtigen, oft dringlich erscheinenden Angelegenheiten »nein« zu sagen.

Ausgewogene Selbsterneuerung

Erst nach dem privaten Sieg kommt für Covey der öffentliche Sieg. Der siebte Weg umfasst alle anderen. Hier geht es um die Prinzipien der ausgewogenen Selbsterneuerung. Dabei unterscheidet Covey vier Dimensionen der Erneuerung:

1. Zur physischen Dimension gehört, dass wir effektiv für unseren Körper sorgen: durch ausgewogene Ernährung, ausreichend Ruhe und Entspannung und regelmäßige Bewegung.
2. Die spirituelle Dimension verleiht dem Leben Führung und hat viel mit dem

Prinzip »Schon am Anfang das Ende im Sinn haben« zu tun. Das kann man auf vielerlei Weise erreichen, z. B. durch Gebet, Meditation, Eintauchen in große Literatur oder Musik und Offenheit gegenüber der Natur.

3. Die mentale Dimension dient der fortlaufenden Erweiterung des Geistes, z. B. durch Lesen, Planen und Schreiben.
4. Die soziale/emotionale Dimension ist auf mitfühlende Kommunikation ausgerichtet. Unser emotionales Leben entwickelt sich zum großen Teil aus unseren Beziehungen.

Den siebten Weg nennt Covey »Die Säge schärfen«. Dazu erzählt er folgende Geschichte: Sie laufen durch den Wald und treffen auf einen Mann, der fieberhaft daran arbeitet, einen Baum umzusägen. »Was machen Sie da?« fragen Sie. »Das sehen Sie doch«, antwortet er ungeduldig. »Ich säge diesen Baum ab.« »Sie sehen erschöpft aus! Wie lange sind Sie denn schon zugange?« »Über fünf Stunden«, sagt er, »und ich bin k.o.! Dies ist harte Arbeit.« »Warum machen Sie dann nicht ein paar Minuten Pause und schärfen die Säge? Ich bin sicher, dass es dann viel schneller ginge.« »Ich habe keine Zeit, die Säge zu schärfen«, ruft der Mann emphatisch, »ich bin zu sehr mit dem Sägen beschäftigt.« Der 7. Weg heißt, sich Zeit zu nehmen, die Säge zu schärfen.

Durch ein Trauma wachsen

Kehren wir zurück zum konstruierten Beispiel des Verkehrsunfalls, es sind etwa acht Wochen vergangen. Sie denken nicht mehr so viel daran und Ihre Konzentration wird wieder besser.

Eines Morgens werden Sie wach, die Sonne scheint in Ihr Zimmer und auf einmal denken Sie: ich lebe. Es wird Ihnen ganz heiß, irgendetwas erschüttert Sie zutiefst, Sie spüren, wie Ihnen zum Weinen und zum Lachen gleichzeitig zumute ist. Sie geben dem einfach nach.

Die Welt scheint anders auszusehen: frischer, klarer, leuchtender. Zum ersten Mal sehen Sie, wie schön alles ist, wie wunderbar. Eine tiefe Ruhe erfasst Sie und Sie sind voller Dankbarkeit, dass Sie am Leben sind. Dieses Gefühl wird Sie nicht mehr verlassen. Sie wissen, dass das Leben ein kostbares Geschenk ist. Dieses Wissen bringt eine neue Qualität in Ihr Leben.

Wenn Sie etwas ärgert oder belastet, hilft es Ihnen von nun an, sich dieses Geschenk des Lebens bewusst zu machen und das relativiert vieles.

Das Märchen von der Palme

Durch eine Oase ging ein finsterer Mann, Ben Sadok. Er war so gallig in seinem Charakter, dass er nichts Gesundes und Schönes sehen konnte, ohne es zu verderben. Am Rand der Oase stand ein junger Palmbaum in bestem Wachstum. Der stach diesem finsteren Mann in die Augen. Da nahm er einen schweren Stein und legte ihn der jungen Palme in die Krone. Mit einem bösen Lachen ging er weiter. Die junge Palme schüttelte sich und bog sich und versuchte, die Last abzuschütteln.

Vergebens. Zu fest saß der Stein in der Krone. Da krallte sich der junge Baum tiefer in den Boden und stemmte sich gegen die steinerne Last. Er senkte seine Wurzeln so tief, dass sie die verborgene Wasserader der Oase erreichten und stemmte den Stein so hoch, dass die Krone über jeden Schatten hinaus strahlte. Wasser aus der Tiefe und die Sonnenglut aus der Höhe machten eine königliche Palme aus dem jungen Baum.

Nach Jahren kam Ben Sadok wieder, um sich an dem Krüppelbaum zu freuen, den er verdorben hatte. Er suchte vergebens. Da senkte die stolzeste Palme ihre Krone, zeigte den Stein und sagte: »Ben Sadok, ich muss Dir danken, Deine Last hat mich stark gemacht.«

Das Trauma als Wende im Leben

Zwei amerikanische Psychiater, Tedeschi und Callouhn, haben sich besonders dafür interessiert, dass manche Menschen sich durch eine traumatische Erfahrung erstaunlich weiterentwickeln und den Begriff »traumatic growth« geprägt. Sie berichten von Fällen, in denen ein Mensch sagen konnte: »Genau das habe ich gebraucht, damit ich mich entwickeln konnte.« Immer wieder hört man Ähnliches von Menschen, die ein Schicksalsschlag getroffen hat. Das Erlebte wird dadurch nicht gut, aber es wird in etwas Gutes verwandelt.

Ein junger Pop-Sänger berichtet im Fernsehen: »Ich war so schnell, ich habe diesen Unfall gebraucht, um zur Ruhe zu kommen. Früher musste ich immer beweisen, wie toll ich bin, jetzt bin ich einfach froh, da zu sein. Ich weiß jetzt, dass Gott mich will.« Wir meinen, dass das nicht als »Reklame« für Leiden missverstanden werden darf.

Aber auch wir haben es nicht selten erlebt, dass sich Menschen nach zum Teil schweren Traumatisierungen in erstaunlicher Weise entwickelt haben.

Menschen verfügen über erstaunliche Heilungskräfte

Wachstum durch traumatische Erfahrungen ist vielleicht ein Geschenk des Lebens. Nach unserer Erfahrung kann man das nicht »machen«. Es gibt aber einige Voraussetzungen, die man bereitstellen kann, damit der Erkenntnisprozess, der damit verbunden ist, möglich wird. Interessant in diesem Zusammenhang sind die Ergebnisse der Forschung von Aaron Antonovsky u. a., die sich mit der Frage beschäftigen, wie es manche Menschen schaffen, trotz großer Belastung wieder gesund zu werden oder manchmal sogar gesund zu bleiben.

Ganz klar lässt sich aus all dieser Forschung der Schluss ziehen, dass Traumata keine lebenslange Strafe sind, unter denen man bis zum Ende seines Lebens zu leiden haben muss. Menschen verfügen

Emma T.

Ich bin dankbar für das Geschenk des Lebens

Emma hat in ihrer Kindheit alles Schlimme erlebt, was man sich nur vorstellen kann: Misshandlung, Missbrauch, ständige Vernachlässigung. Dennoch hat sie es geschafft, sich aus der Umklammerung ihrer destruktiven Familie zu befreien. Sie studiert Jura und wird eine erfolgreiche Anwältin. Für eine Weile braucht sie Psychotherapie, damit sie sich auf eine Beziehung einlassen kann. Sie sagt: »Es war schrecklich, aber ich weiß besser als viele andere, was es heißt, als Kind misshandelt zu werden. Deshalb kann ich meine Klienten, die Ähnliches erlebt haben, auch viel besser verstehen. Ich weiß, was sie brauchen und kann mich dafür einsetzen. Und ich genieße es jeden Tag, dass ich am Leben bin. Ich weiß, dass das Leben ein großes Geschenk ist und dafür bin ich dankbar.

über erstaunliche Kräfte der Heilung und der Regeneration.

Besonders wichtig scheint es zu sein, dass man schlimme Erfahrungen in ein größeres Ganzes einordnen kann, dass sich ein Gefühl des Zusammenhangs, der »Kohärenz«, wie Antonovsky das nennt, entwickeln kann. Die Forschung zeigt auch, dass Menschen, die sich mit anderen verbunden fühlen und solche, die eine spirituelle oder religiöse Orientierung haben, leichter mit einem Trauma fertig werden.

Haben Traumata einen Sinn?

Diese Frage stellt fast jeder Mensch, der ein Trauma erlitten hat. Am meisten stellt sich diese Frage, wenn man durch andere Menschen traumatisiert wurde. Es ist auch die Frage, die Hiob gestellt hat. Warum erfährt er so viel Leidvolles, obwohl er ein gutes Leben geführt und sich an Gottes Gebote gehalten hat, fragt er Gott. Gott antwortet ihm, weil du ein Mensch bist.

Wir können Ihnen keine allgemein verbindlichen Antworten geben, weil Sinnfragen ganz persönliche Antworten erfordern. Aber wir möchten Ihnen Mut machen, diesen Fragen nicht auszuweichen. Sinnfragen sind spirituelle Fragen. Daher möchten wir Sie anregen, darüber nachzudenken, ob Sie im spirituellen Bereich mit Ihrer sonstigen Entwicklung Schritt gehalten haben. Viele unserer Patientinnen und Patienten sind in allen möglichen Bereichen gewachsen, nur nicht im spirituellen. Da haben sie ganz einfach ihren Kinderglauben aufgegeben und sich dann nie mehr darum gekümmert. Im Rahmen einer spirituellen Orientierung werden Sie am ehesten Antworten finden. Beschäftigen Sie sich damit, was anderen Menschen geholfen hat und hilft.

Überprüfen Sie Fragen nach Schuld und Verantwortung. Suchen Sie nach dem Sinn Ihres Lebens.

» *Eines Morgens werden Sie spüren, dass Ihre Lebensfreude zurückkehrt. Das Trauma bleibt ein Teil Ihres Lebens, aber die Verarbeitung bringt Sie auch in Kontakt mit Ihren Ressourcen. Bei einigen Menschen lösen Schicksalsschläge erstaunliches Wachstum aus.* «

Laura S.

»Ich weiß jetzt, dass ich wichtig bin, einfach weil ich da bin«

» *Als wir Lauras Geschichte hörten, hat uns, die wir schon viel Schlimmes gehört haben, beinahe auch der Mut verlassen. Ihre Kindheit war ein Horror, einige Jahre hatte sie ein ruhiges Leben, aber als sie geheiratet hat, ging der Horror weiter. Sie litt an heftigen Depressionen und ihr Mann ließ sich scheiden. Er setzte es durch, dass er das Sorgerecht für die Kinder bekam und von da an verhinderte er jeden Kontakt zur Mutter. So war sie im wahrsten Sinne des Wortes »mutterseelenallein«. Als wir Laura kennenlernten, war sie zutiefst verzweifelt und wollte sich das Leben nehmen. Wozu soll ich noch gut sein, warum bin ich auf der Welt, waren ihre Fragen, die sie sich wieder und wieder stellte. Auch wir fühlten eine große Verzweiflung, aber auch Wut und Zorn über so viel Ungerechtigkeit. (Das war ähnlich wie bei Hiob.) Laura selbst war weder zornig noch wütend. Diese Gefühle entdeckte sie erst nach längerer Therapie. Dann, eines Tages, kam sie und erklärte: »Ich weiß nicht, warum mir das alles passiert, aber ich weiß jetzt, dass ich wichtig bin, einfach weil ich da bin. Ich werde dafür sorgen, dass ich gesund bin, wenn meine Kinder entscheiden können, ob sie selbst mit mir Kontakt haben wollen. Und ich werde mich für andere einsetzen, denen es schlecht geht. Vielleicht musste das alles so kommen, damit ich mitfühlend bin mit anderen und mit mir selbst.* «

»Imagination als heilsame Kraft«

Im Folgenden wollen wir Sie anregen, selbst kleine Geschichten zu erfinden. Geschichten erfinden erlaubt uns, uns viele verschiedene Möglichkeiten auszudenken, wie es sein könnte. Dadurch können Sie ebenfalls aus der Opferrolle herauskommen.

Die hier erzählte Geschichte kann sowohl Kinder ansprechen, wie auch das »innere Kind«. Sie dient auch dem Ziel, etwas Belastendes in ein größeres Ganzes einzuordnen – das können Sie natürlich auch ganz anders ausdrücken.

In dieser Geschichte geht es vor allem darum, dass das »innere Kind» beruhigt wird. Das wird dem jetzt schon älteren Kind zugetraut, dass es das kann. Und tatsächlich können Kinder mit Jüngeren oft sehr liebevoll und behutsam umgehen.

Der Junge, der immer wütend wurde

Es war einmal eine Seele. Seelen leben im Seelenland. Da ist es wunderschön. So schön, dass wir es uns fast nicht vorstellen können. Es gibt keinen Kummer, keine Sorgen, keinen Schmerz. Seelen ärgern sich nie und das Wichtigste, sie haben nie Angst.

Manche Seelen finden das aber auf die Dauer ein bisschen langweilig, und dann nehmen sie sich vor, dass sie jetzt auf die Erde gehen und ein Mensch werden. Dann können sie alles erleben, was man eben nur als Mensch erleben kann. Schöne Gefühle, aber auch schmerzliche.

Und stell dir vor, das findet eine Seele spannend.

Diese Seele liebte besonders ein abenteuerliches Leben. Sie wollte als Junge auf die Welt kommen, und sie dachte sich, dass sie etwas ganz Besonderes erleben wollte. Im Seelenrat wurde beschlossen, dass sie einmal ausprobieren sollte, wie es ist, wenn man als ganz kleines Baby krank ist und operiert werden muss.

Die Seele war sehr neugierig auf diese Erfahrung und hatte überhaupt keine Angst davor, weil man im Seelenland eben keine Angst hat. Sie suchte erst einmal lange nach passenden Eltern für das kommende Leben. Schließlich fand sie zwei wunderbare Menschen, die ihr als zukünftige Eltern gefielen.

Die Seele ging zu einem Menschenkind

Seine Eltern, seine Großeltern, seine Tanten und Onkel und viele andere freuten sich sehr über den kleinen Jungen, der da auf die Welt gekommen war. Bald stellten die Ärzte fest, dass der kleine Junge nicht ganz gesund war, und dass er operiert werden musste.

Die Eltern des kleinen Jungen erschraken sehr und hatten Angst um ihren kleinen Jungen. Sie hätten alles getan, wenn es ihnen möglich gewesen wäre, diese Operation zu verhindern. Das konnten sie aber nicht. Und, wie wir wissen, wäre das auch gar nicht gut gewesen, weil ja die Seele des kleinen Babys diese Erfahrung machen wollte.

Die Seele, die ja nun in dem kleinen Baby war, beobachtete alles mit großer Neugier. Sie hatte keine Angst und sie war schon sehr gespannt auf die Operation. Bald ging die Mutter mit dem winzigen Baby ins Krankenhaus und das Baby wurde operiert.

Da konnte die Seele jetzt allerhand beobachten und erleben, was sie zuvor noch nie erlebt hatte. Sie staunte, wie gut eine junge Ärztin eine Narkose machte. Stell dir vor, wie schwer es ist, in die winzigen Venen von einem Baby eine Spritze mit einem Beruhigungsmittel zu setzen. Dann sah die Seele, wie eine ganze Gruppe von Ärzten das Baby operierte. Und wieder staunte sie, wie geschickt sie waren, diesen winzigen Körper zu operieren.

Aber als das Baby nach der Operation wieder wach wurde, hatte es sehr große Schmerzen im Körper. Der Bauch tat ihm nach der Operation fürchterlich weh und, wie es so ist mit kleinen Babys, es konnte ja gar nichts machen. Es konnte nur schreien. Die Mutter und der Vater des kleinen Jungen taten, was sie konnten, aber die Schmerzen und die Angst konnten sie nicht ganz wegnehmen und beruhigen.

Manchmal versuchte die Seele selbst, den Kleinen zu beruhigen, aber auch das half nicht immer. Und, weil die Seele ja so gespannt war auf all die Erfahrungen als Mensch, machte es ihr ja auch nichts aus. Der kleine Junge aber wusste nicht, dass seine Seele es so wollte. Deshalb dachte er, dass die Eltern vielleicht nicht gut genug auf ihn aufpassten, und darüber war er traurig und wütend, und er hatte oft auch Angst.

Der Junge litt auch nach der Operation weiter

Endlich war der Krankenhausaufenthalt vorbei und so nach und nach erholte sich der kleine Junge von der Operation und von seinen Schmerzen.

Aber der kleine Junge konnte es von da an ganz schlecht vertragen, wenn er sich ungerecht behandelt fühlte und vor allem, wenn er dachte, er könnte gar nichts machen. Er vergaß zwar, dass das etwas mit dem Krankenhaus zu tun hatte, weil Menschen meist vergessen, was sie als Babys erlebt hatten, aber tief drinnen in ihm blieb die Erinnerung doch. Deshalb wurde er sehr wütend und tobte, wenn er dachte, dass er nicht gerecht behandelt wurde, und er wusste sich dann gar nicht zu helfen. Er spürte auch eine Angst, aber darüber konnte er nicht sprechen.

Seine Seele sah das alles und machte ihre Erfahrungen, die sie ja hatte machen wollen. Aber nach und nach hatte sie das Gefühl, dass der Junge wirklich zu oft unglücklich war. Deshalb beschloss sie, ihm einen Traum zu schicken, damit er Hilfe bekam.

Der Traum des Jungen

Da sah sich der kleine Junge auf einer wunderschönen Wiese mit vielen bunten Blumen und mittendrin war eine liebe alte Frau mit lachenden Augen und vielen Runzeln im Gesicht. Die sagte zu dem Jungen: Ich weiß, du kannst es gar nicht leiden, wenn du ungerecht behandelt wirst. Aber nun bist du ja schon groß, und deshalb verrate ich dir ein Geheimnis.

Und dann erzählte sie ihm die Geschichte, die ich dir erzählt habe:

Es war einmal eine Seele. Seelen leben im Seelenland. Da ist es wunderschön. So schön, dass wir es uns fast nicht vorstellen können. Es gibt keinen Kummer, keine Sorgen, keinen Schmerz. Man ärgert sich nie und das Wichtigste, man hat nie Angst.

Manche Seelen finden das aber auf die Dauer ein bisschen langweilig, und dann nehmen sie sich vor, dass sie jetzt auf die Erde gehen und ein Mensch werden. Dann können sie alles erleben, was man eben nur als Mensch erleben kann. Schöne Gefühle, aber auch schmerzliche. Und stell dir vor, das findet eine Seele spannend.

Diese Seele liebte besonders ein abenteuerliches Leben.

Sie wollte als Junge auf die Welt kommen, und sie dachte sich, dass sie etwas ganz Besonderes erleben wollte. Im Seelenrat wurde beschlossen, dass sie einmal ausprobieren sollte, wie es ist, wenn man als ganz kleines Baby krank ist und operiert werden muss.

Dann sagte die alte Frau: »Schau, das Baby, das du einmal gewesen bist und das so viele Schmerzen hatte, das möchte von dir erlöst werden. Du musst in das Tränenland gehen und es retten.«

»Wo ist das Tränenland«, fragte der Junge? Da kam ein Fuchs und sagte zu dem Jungen: »Ich zeig es dir. Lass uns uns auf den Weg machen.« Und die beiden gingen los.

Bald war die Landschaft nicht mehr so schön. Sondern sie wurde felsig und es blühten keine Blumen mehr. Die Sonne brannte heiß auf die Erde. Dem Jungen wurde sehr heiß.

Sie gingen lange, und er wurde müde. Da sagte der Fuchs: »Wir sind bald angekommen.« Und wie er das sagte, standen sie vor einer großen Höhle.

Der Junge fürchtete sich, weil die Höhle so dunkel aussah. Aber schon stand ein Bär neben ihm, der sagte: »Ich werde dich begleiten.« Und sie gingen in die Höhle hinein.

Schon von Weitem hörten sie, dass da Kinder weinten. Und wie sie weitergingen, kamen sie in einen Raum mit vielen kleinen Babys, die alle in ihren Betten lagen und weinten und wimmerten.

Dem Jungen wurde es ganz bang ums Herz. Sein Bär brachte ihn zum Bettchen von einem ganz zarten kleinen Baby und sagte: »Das ist dein Baby. Nimm es hoch, nimm es auf den Arm, streichle es, und sag ihm, dass jetzt alles vorbei ist.«

Und es war für den Jungen eine große Freude, das Kindchen in seinen Armen zu halten und zu wiegen. Gleich summte er auch noch ein Lied für sein Baby. Und auf einmal begann es zu lächeln.

»Nun kannst du es mitnehmen auf die Wiese, von der du gekommen bist. Da wird es ihm gut gehen«, sagte der Bär. »Die alte Frau wird sich um es kümmern.« Und weil der Bär Zauberkräfte hatte, waren sie wieder auf der Wiese.

Da wartete auch schon die alte Frau und freute sich, dass das Baby nun endlich in Sicherheit war. »Das hast du gut gemacht«, sagte sie zu dem Jungen. Der war stolz und freute sich, dass er sein Baby gerettet hatte und wollte sich gar nie mehr von ihm trennen.

»Was soll ich machen, damit ich oft bei ihm sein kann«, fragte er. »Wenn du wach bist, kannst du es besuchen, wenn du dir vorstellst, dass du wieder ins Traumland kommst, und dann kannst du bei ihm sein. Ich werde mich dazwischen um es kümmern«, sagte die Frau. »Und in deinen Träumen wirst du es ohnehin besuchen.«

Der Junge findet Trost

Und da erwachte der Junge. Er konnte sich an seinen Traum ganz genau erinnern und dachte, das probier ich gleich aus. Er stellte sich die Wiese mit den vielen Blumen vor und siehe da, er war schon da. Und sein Baby lächelte, als er kam.

Das ist wunderschön, dachte er und freute sich. Ich werde es oft besuchen. Es wurde ihm so richtig warm ums Herz. Er ging dann jeden Tag auf seine schöne Wiese und besuchte sein Baby, die alte Frau und seine Tiere.

Und noch etwas entdeckte er, er konnte den Fuchs, der sehr weise war, um Rat fragen. So fragte er den Fuchs: »Was soll ich machen, wenn ich so wütend auf meine Eltern werde?« »Nichts leichter als das«, sagte der Fuchs. »Hier hast du einen Zauberring. Den drehst du und denkst, alles ist gut. Dann wirst du merken, dass alles gut ist und deine Wut wird wie weggeblasen sein.«

Toll, dachte der Junge.

Und weißt du was? Er konnte richtig spüren, dass er den Ring hatte, obwohl den sonst keiner sehen konnte. Seine Seele war darüber sehr froh. Und das war für sie nun die schönste Erfahrung, dass kleine Menschen es fertigbrachten, sich selbst gern zu haben und zu trösten. Und im Seelenland freuten sich alle, dass die Seele zusammen mit dem Jungen, der zu ihr gehörte, so eine schöne Lösung gefunden hatte.

Ein anderes Mal fragte der Junge seinen Fuchs: »Ihr habt mir schon so viel von meiner Seele erzählt, kann ich auch mit ihr sprechen, kann ich sie sehen?« »Nein«, sagte der Fuchs, »sehen kannst du sie nicht. Aber mit ihr sprechen kannst du und sie hören. Wenn du in dein Zimmer gehst und ganz still wirst, kannst du sie erreichen. Sprich dann laut mit ihr. Du kannst ihr jede Frage stellen, die du willst. Sie ist deine beste Freundin. Sie liebt dich. Sie ist immer bei dir.«

Der Junge wunderte sich ein bisschen, aber er dachte sich, probieren kann ich es ja. Und stell dir vor, er begann mit seiner Seele zu reden und merkte, dass sie wirklich seine allerbeste Freundin war. Sie belog ihn nie und gab ihm die allerbesten Ratschläge.

Auch später, als der Junge ein Mann geworden war, verstand er viel von seiner Seele und sprach oft mit ihr. Und wie er ganz alt geworden war, da war er froh, als sie zusammen wieder ins Seelenland zurückgehen konnten. Aber das ist eine neue Geschichte.

Service

Empfehlungen zum Weiterlesen

Es gibt sehr viel gute Literatur, in der Traumata und ihre Folgen literarisch verarbeitet sind. Sie sollten allerdings damit vorsichtig sein, weil Sie das auch sehr belasten könnte.

Bode S. **Nachkriegskinder**. Die 1950er Jahrgänge und ihre Soldatenväter. Klett-Cotta 2011.

Bode S. **Kriegsenkel**. Die Erben der vergessenen Generation. Klett-Cotta 2009.

Bode S. **Die vergessene Generation**. Klett-Cotta 2004.

Brisch K-H. **Bindungsstörungen.** Von der Bindungstheorie zur Therapie. 11. Aufl. Klett-Cotta 2011

Covey SR. **Die sieben Wege zur Effektivität.** Ein Konzept zur Meisterung Ihres beruflichen und privaten Lebens. Campus 2000

Dehner-Rau C. **Im Einklang mit sich selbst**. Die eigenen Bedürfnisse erkennen und ernst nehmen. Patmos 2018

Dehner-Rau C, Rau H. **Ängste verstehen und hinter sich lassen.** 2. Aufl. TRIAS 2012

Dehner-Rau C, Reddemann L. **Gefühle besser verstehen.** Wie sie entstehen. Was sie uns sagen. Wie sie uns stärken. 2. Aufl. Goldmann Verlag 2019

Fischer G. **Neue Wege aus dem Trauma.** Erste Hilfe bei schweren seelischen Belastungen. 7. Aufl. Patmos 2011.
Ein hilfreicher Leitfaden, insbesondere nach akutem Trauma.

Huber M. **Trauma und die Folgen.** Trauma und Traumabehandlung Teil I. 5. Aufl. Junfermann 2012.
Eine sehr gründliche Einführung, vor allem für Menschen nach schwerster gewaltsamer Ausbeutung durch andere.

Kaser N. C.: **Gedichte: Gesammelte Werke Band 1.** Haymon Verlag 2018

Klein S. **Die Glücksformel.** Oder wie gute Gefühle entstehen. Rowohlt 2008.
Hier finden Sie eine fundierte Anleitung, was man fürs Glücklichsein tun kann.

Levine P. **Trauma-Heilung.** Das Erwachen des inneren Tigers. Synthesis 1999.
Peter Levine macht deutlich, dass unser Körper über wunderbare Selbstheilungskräfte verfügt.

Reddemann L. **Imagination als heilsame Kraft.** Ressourcen und Mitgefühl in der Behandlung von Traumafolgen. Klett-Cotta, vollständig überarbeitete Neuausgabe 2016.
Zum Vertiefen der Arbeit mit Imaginationen gibt es auch eine gleichnamige Hör-CD, auf der Sie einige Imaginationsübungen aus dem Buch finden.

Reddemann L. **Eine Reise von 1000 Meilen beginnt mit dem ersten Schritt.** Herder, 2016.
In diesem Buch finden Sie weitere hilfreiche Übungen zur Förderung der Selbstheilungskräfte.

Reddemann L. **Kriegskinder und Kriegsenkel in der Psychotherapie**. Klett-Cotta 2015

Rothschild B. **Der Körper erinnert sich.** Synthesis 2011.
Sehr gute Erklärung der körperlichen Zusammenhänge und gute Fallbeispiele.

Schmelzer Gretchen. **Journey through Trauma.** A trail guide to the 5-phase cycle of healing repeated trauma. Avery, New York 2018

Schmitt E-E. **Oskar und die Dame in Rosa.** Ammann 2005.
Ein tröstliches kleines Buch zum Thema Sterben und Sinn.

Thomese PF. **Schattenkind.** Berlin Verlag 2004.
Die Beschreibung eines Mannes, der sein Kind verloren hat. Sehr einfühlsam. Eine hervorragende Auseinandersetzung mit dem Phänomen der Entfremdungsgefühle nach Trauma und mit der Schwierigkeit, traumatische Erfahrungen in Sprache auszudrücken.

Wo Sie Hilfe finden

Nach Katastrophen wenden Sie sich an örtliche Beratungsstellen oder an Ihren Hausarzt.

Es gibt auch an immer mehr Kliniken eigene Traumaambulanzen oder spezielle Traumazentren in einigen großen Städten. Fragen Sie bei den Gesundheitsämtern der Städte oder Kreise nach.

Opferhilfe

Wenn Sie Opfer von Gewalt sind, haben Sie nach dem Opferhilfegesetz Anspruch auf professionelle Hilfe. Wenden Sie sich an die regionalen Versorgungsämter, dort kann man Ihnen Stellen nennen, wo Traumaopfer versorgt werden. Ebenfalls behilflich:

Weißer Ring e.V.
Sie finden regionale Ansprechpartner im Telefonbuch oder im Internet unter www.weisser-ring.de

Örtliche Frauenberatungsstellen, Frauennotrufe, Mädchenhäuser

Arbeitskreis der Opferhilfen in Deutschland e.V. (ado)
Bundesgeschäftsstelle
Perleberger Str. 27
10559 Berlin
Tel. 030/39 40 77 80
www.opferhilfen.de

Bundesweite Hilfe für Missbrauchsopfer bei »Schotterblume«
Tel. 0700/73 35 36 44
www.schotterblume.de
auch E-Mail-Beratung unter:
seelenhilfe@schotterblume.de

Linkliste für Hilfsangebote für durch Gewalt traumatisierte Männer unter:
www.gewalt-gegen-maenner.de

STOP, eine Beratungs- und Koordinationsstelle für traumatisierte Menschen mit DIS.
Tel. 02 81–15 489 51

Fachgesellschaften

Deutschsprachige Gesellschaft für Psychotraumatologie:
www.degpt.de

Deutsche Sektion der Internationalen Gesellschaft zum Studium dissoziativer Störungen, ISSD:
www.dissoc.de

EMDRIA, die deutschsprachige Fachgesellschaft der EMDR-Therapeuten:
www.emdria.de

Deutsches Institut für Psychotraumatologie:
www.psychotraumatologie.de

Bei den Fachgesellschaften können Sie auch nach qualifizierten Therapeuten fragen.

Eine regionale Liste von Therapeutinnen und Therapeuten, die sich in PITT fortgebildet haben, erhalten Sie über:
Frau Gunde Hartmann
Schulberg 5
89435 Finningen
Bitte fügen Sie einen an Sie selbst adressierten Briefumschlag bei.

Stichwortverzeichnis

Bibliografische Information der Deutschen Nationalbibliothek
Die Deutsche Nationalbibliothek verzeichnet diese Publikation in der Deutschen Nationalbibliografie; detaillierte bibliografische Daten sind im Internet über http://dnb.d-nb.de abrufbar.

Programmplanung: Celestina Filbrandt
Projektmanagement: Kathrin Hage
Redaktion: Magdalena Kieser
Bildredaktion: Christoph Frick

Umschlaggestaltung und Layout:
CYCLUS · Visuelle Kommunikation, Stuttgart

Bildnachweis:
Umschlagfoto und Bild S. 3: CYCLUS Visuelle Kommunikation, modifiziert nach © iStock.com/kaylabutler (Farbkleckse) und © natrot/Getty Images (Hintergrund) S. 4, 6, 8/9, 28/29, 46/47, 70/71, 92/93, 122/123: Dominique Loenicker modifiziert nach © iStock.com/kaylabutler (Farbkleckse), iStock.com/amtitus (Aquarellrahmen) und © natrot/ Getty Images (Hintergrund); S. 23, 68, 74, 102: © picoStudio – stock.adobe.com
Zeichnungen S. 32 und 34: Christine Lackner, Ittlingen

6. Auflage 2020

www.trias-verlag.de

Printed in Germany

Satz und Repro: Fotosatz Buck, Kumhausen
Gesetzt in Adobe InDesign CS6
Druck: AZ Druck und Datentechnik GmbH, Kempten

Gedruckt auf chlorfrei gebleichtem Papier

ISBN 978-3-432-11104-9 5 6

Auch erhältlich als E-Book:
eISBN (ePub) 978-3-432-11105-6